Ralf Risch

DIE HEILKRAFT DES HERZENS

Das Quantum Purification® System und die 33 Heil- und Transformationssequenzen

Für die Selbstanwendung zu Hause
und zum energetischen Coaching

WINDSOR VERLAG
www.windsor-verlag.com

Verlag: Windsor Verlag
ISBN: 978-1-627840-80-4

Umschlaggestaltung: Julia Evseeva
Titelbild: © gashumovz (Fotolia.com)
Layout: Julia Evseeva
Bilder: © byheaven, © Anna Rassadnikova, © alpy7 (Fotolia.com)
Illustrationen Heil- und Transformationssequenzen: Dagmar Fischbach Geibel
Korrektorat: Windsor Verlag

Inhaltsverzeichnis

I. VORWORT

Was wäre, wenn ich Ihnen sagen würde, dass Sie Heilung vergeblich bei anderen suchen?
Dass der einzig wahre Weg zur Heilung in uns selbst zu finden ist?
Dass Wunder nicht nur andere betreffen, sondern auch in Ihnen und für Sie geschehen können?
Dass Nicht-Denken oder Gedankenlosigkeit Ihr erster Schritt in ein positives und glückliches Leben sind? Dass Sie ein Teil der Schöpfung und gleichzeitig Schöpfer sind und dass Selbstliebe und das Entdecken, wer Sie wirklich sind, zwei wichtige Bausteine für ein gesundes und glückliches Leben darstellen?
Denken Sie etwa, es wäre nicht mein Ernst? Doch genau das ist der Fall!
Wenn Sie in den nächsten Kapiteln mehr darüber erfahren, wie Sie alte Denkmuster und Glaubenssätze einfach auflösen, oder wie Sie mit ganz einfachen Übungen Ihre Selbstheilungskräfte aktivieren können, werden Sie feststellen, dass das gar nicht so abstrus ist, wie es sich momentan anhört.
Ich bitte Sie, alles zu hinterfragen und nichts einfach hinzunehmen. Verifizieren Sie alles anhand verschiedener Quellen und hören Sie auf Ihr Bauchgefühl! Es wird Sie immer richtig leiten.
Besonders vorsichtig sollten Sie sein, wenn Sie von einer Person hören, dass sie heilen könne. Niemand kann einen anderen heilen. Es gibt nur Menschen, die Selbstheilungskräfte initiieren können, um denjenigen zu helfen, die noch keinen Zugang zu ihrem Selbstheilungspotenzial gefunden haben.
Diese Menschen bezeichnen sich im Allgemeinen als Heiler, da sie aus rechtlichen Gründen erstens keine andere Bezeichnung tragen dürfen, es sei denn sie sind Arzt oder Heilpraktiker, und

es zweitens keine passendere Bezeichnung zu geben scheint. Auf die Frage, ob ich ein Heiler sei, antworte ich gelegentlich: „Ja, ich werde von Tag zu Tag heiler."
Ich betone es noch einmal. Jeder von uns trägt das Potenzial zur Selbstheilung in sich.
Je nachdem, in welchem Zustand wir uns befinden, fällt es uns nur leichter, dieses Potenzial zu nutzen, oder aber es erscheint uns schier unmöglich.
Eines kann ich Ihnen versichern: Es gibt sehr einfache Wege, sich seines Selbstheilungspotenzials bewusst zu werden und Resultate damit zu erzielen, die Sie sich momentan noch nicht vorstellen können. Voraussetzungen dafür sind:

1. dass Sie wirklich etwas an Ihrer Lebenssituation ändern wollen,
2. dass Sie bereit sind, Dinge zu akzeptieren, die weder der aktuellen medizinischen noch biologischen Lehrmeinung entsprechen und
3. dass Sie Erkenntnisse zulassen und nutzen, welche man aus den Grenzbereichen der modernen Physik gewinnt.

Im November 2011 befand ich mich auf einer mehrtägigen Trainingstour in Berlin, als mich Erika, eine ehemalige Kundin und Geschäftspartnerin, anrief und mir mitteilte, dass sie gerade die Diagnose Bandscheibenvorfall bekommen habe und deswegen ein vereinbartes Meeting absagen müsse. Durch die vielen geschäftlichen Gespräche, die im Laufe der Zeit auch hin und wieder einen persönlichen Anstrich erhielten, wusste sie, dass ich neben meiner Tätigkeit als IT- und Verkaufstrainer, Moderator und Coach auch alternativmedizinisch arbeite und lehre. Sie hatte zwar nie nachgefragt, um was es sich bei dieser Tätigkeit genau handelt, wusste aber zumindest, dass es dabei um die Aktivierung der körpereigenen Selbstheilungskräfte geht.
Sie schilderte mir kurz, wie es zu diesem Vorfall gekommen war und welche Torturen sie im Magnet-Resonanz-Tomographen (MRT) des Radiologen zur Verifizierung der Diagnose erleiden musste. Auch einen Termin beim Chirurgen hatte sie schon ver-

einbart, da dem Befund zufolge eine OP unumgänglich zu sein schien. Am Ende des Telefonats fragte sie mich dann, ob ich nicht irgendwie ihre Selbstheilungskräfte aktivieren könne. Denn so viel sie noch aus unseren Gesprächen wusste, wäre das Ganze ja weder an Ort noch an Zeit gebunden. Und deswegen könne man es ja mal versuchen, oder? Die Skepsis und Unsicherheit, was denn mit ihr geschehen würde, waren deutlich aus ihrer Stimme herauszuhören.

Ich versprach ihr, sobald ich etwas Ruhe hätte, mich um sie zu kümmern und QPS bei ihr anzuwenden.

Nach diesem langen Trainingstag ging ich zuerst zum Laufen und anschließend in den angeschlossenen Wellnessbereich meines Hotels, um auch meinem Körper den notwendigen Ausgleich zu verschaffen. Eigentlich müsste man das nun Folgende völlig anders darstellen, um nicht einen zu kuriosen Eindruck zu erwecken. Ich habe mich aber dazu entschieden, es genauso zu berichten, wie es sich zugetragen hat.

Glücklicherweise war der 550 m^2 große Wellnessbereich des Hotels vollkommen leer, was mich dazu veranlasste, QPS während meines Aufenthalts zu praktizieren und Erika aus der Ferne zu helfen. Aber nicht an einem abgeschiedenen Platz oder im Ruhebereich, sondern im 38 Grad warmen Whirlpool, der leise, aber angenehm vor sich hin sprudelte.

Nachdem ich die Grundtechniken meines Systems angewendet hatte und in völliger Ruhe, Entspannung und Gedankenlosigkeit war, stellte sich Erikas Silhouette vor meinem geistigen Auge dar. Ich sah auch die blockierten Energien in ihrem Lendenwirbelbereich, erhielt jedoch die Information (woher diese kam, erfahren Sie im Kapitel VI), dass es sich nicht um einen Bandscheibenvorfall handelte. Abrupt wurde ich aus meinem System gerissen, da diese Information ja nicht mit der von Erika übereinstimmte. Ich dachte eine geraume Zeit lang darüber nach, warum die Information, die ich energetisch erhalten hatte, nicht mit den Bildern auf dem MRT übereinstimmte. Ich entschloss mich, das Ganze zu ignorieren und mein System von vorne zu starten. Sobald ich wieder die blockierte Energie wahrnahm, begann ich, diese mit verschiedenen Techniken wieder zum Fließen zu bringen. Nach

ca. 30 Minuten nahm ich deutlich wahr, dass die ehemals dunkle Stelle in Erikas Silhouette nur noch einen leicht dunklen Schatten zeigte.
Ich beendete meine „Wellness-Session" und ging etwas nachdenklich, aber wohl gelaunt und entspannt in mein Zimmer.
Am nächsten Morgen, ich war gerade auf dem Weg von Berlin Mitte zum Potsdamer Platz, erhielt ich eine SMS von Erika mit folgendem Inhalt:
„Lieber Ralf! Was hast Du gemacht? Meine Schmerzen sind fast verschwunden und ich kann mich wieder fast normal bewegen. Alles Liebe von Erika."
Ich rief sie daraufhin sofort zurück und sie berichtete mir, dass sie eine 90%ige Verbesserung zum Vortag verspüre und dass sie noch keine Schmerztablette genommen hätte. Meine Erklärung, dass ich eigentlich nicht viel gemacht hätte, außer ihren Körper zu veranlassen, seine Selbstheilungskräfte einzusetzen, nahm sie erst einmal so hin. Wir vereinbarten, dass sie sich wieder bei mir melden würde, sobald sie beim Neurochirurgen war, der sie operieren sollte. Am nächsten Tag so gegen 17:00 Uhr, ich saß gerade am Flughafen Tegel und wartete auf meinen Rückflug nach München, rief Erika an. Ihr ging es immer noch gut, auch wenn die Schmerzen wieder ein wenig zugenommen hatten. Schmerzmittel benötigte sie weiterhin nicht, sagte sie mir, bevor sie mir mit zittriger Stimme Folgendes berichtete. Der Neurochirurg, bei dem sie die OP besprechen sollte, konnte die ihm vorliegenden MRT-Aufnahmen nicht nachvollziehen. Denn seiner Meinung dürfte sich Erika bei diesem Befund nur noch auf allen Vieren fortbewegen. Allerdings sah er keinen Bandscheibenvorfall auf den Aufnahmen, sondern eine große Zyste, die stark auf den Wirbelsäulenkanal drückte. Dass Erika sich wieder so bewegen konnte, ließ seiner Aussage nach nur einen Schluss zu. Die Zyste war dabei, sich durch eine Entleerung ins Gewebe aufzulösen. Weitere Untersuchungen bestätigten dies. Allerdings war dies erst der zweite Fall einer sich auflösenden Zyste, die er während seiner 25jährigen Tätigkeit als Neurochirurg erlebt hatte. Und noch etwas ist zu bemerken. Tritt dieser seltene Fall einer sich entleerenden Zyste auf, so füllt sie sich normalerweise sehr

schnell wieder mit Flüssigkeit und die Beschwerden beginnen von vorne. Ist eine Synovialiszyste, so der medizinische Ausdruck, diagnostiziert, ist eine Operation normalerweise unumgänglich.

Nicht so bei Erika. Bis sie völlig schmerzfrei war, dauerte es zwar noch ca. fünf QPS-Behandlungen über einen Zeitraum von vier Wochen, aber eine Operation war kein Thema mehr.

Seit diesem Vorfall im November 2011 ist Erika bis heute schmerzfrei geblieben.

Nach diesen Erfahrungen wollte sie das Quantum Purification®-System natürlich selbst erlernen und hat als eine meiner fleißigsten Seminarteilnehmerinnen das System in ihren Alltag integriert. Integrieren ist ein gutes Stichwort. Das Quantum Purification®-System (QPS) ist keine Wunderpille, die, einmal geschluckt, Heilung auf allen Ebenen bewirkt. Wenn Sie so etwas suchen, ist dieses Buch nicht das richtige für Sie und Sie sollten es schnellstmöglich zur Seite legen.

Sind Sie aber bereit, täglich 5 – 10 Minuten für Ihre Gesundheit, Ihren beruflichen, geschäftlichen oder sportlichen Erfolg, Ihre Partnerschaft etc. zu investieren und damit Resultate zu erzielen, die Sie nie für möglich gehalten hätten, dann sollten Sie unbedingt weiterlesen. Um Ihnen die Entscheidung ein wenig zu erleichtern, sei gesagt, dass sich mein System bestens dafür eignet, morgens nach dem Aufwachen und/oder abends vor dem Einschlafen, im Bett liegend, praktiziert zu werden.

Mit diesem geringen Zeitaufwand können Sie – wie meine Seminarteilnehmer – sehr schnell positive Resultate erzielen.

Ich stelle Ihnen dazu den notwendigen Werkzeugkasten zur Verfügung. Er beinhaltet verschiedene Instrumente, die je nach persönlicher Lebenssituation von Ihnen genutzt werden können.

II. WIE ICH ZUR KOMPLEMENTÄRMEDIZIN KAM

Unausgeglichen, gedankengesteuert und kurz vor dem Burn-out stehend trifft es wohl am besten, wie man die Lebenssituation, in der ich mich befand, beschreiben konnte. Ich fand selten zur Ruhe, drehte immer im roten Bereich und erkannte nicht, dass es so nicht weitergehen konnte. Für mich als IT- und Verkaufstrainer war 1 plus 1 immer 2. Einen Blick über den Tellerrand auf das zu werfen, was allgemein als „esoterisch" bezeichnet wird, kam für mich lange nicht in Frage. Und das, obwohl meine geliebte Frau Monika eine sehr erfolgreiche und hellsichtige Kinesiologin ist, die mit ihrer Arbeit schon vielen Menschen geholfen hat. Auch mir bot sie mehrmals an, mich beim Stressabbau und beim Loslassen vom Erfolgsdruck zu unterstützen, was ich jedoch mit immer neuen Ausflüchten abblockte.

Sie ist regelrecht an mir und meiner Engstirnigkeit verzweifelt, was mir heute noch sehr leidtut. Es ist zugegebenermaßen auch nicht einfach, alles das, was uns seit der Geburt vermittelt wurde, von jetzt auf gleich über Bord zu werfen. Wer wie ich acht Jahre als Offizier bei der Bundeswehr verbracht hat, der wirft seine erlernten und „lieb gewonnenen" Verhaltensmuster erst recht nicht so einfach über Bord. Ich habe zwar eine erzkatholische Erziehung genossen, aber an „Wunder" zu glauben kam für mich früher nie in Frage. Wunder waren immer nur etwas für Illusionisten; Realisten wie ich hatten etwas ganz anderes im Fokus.

Für mich standen immer die Kundenzufriedenheit, der Erfolg meiner Kunden und die Anerkennung, die damit verbunden ist, im Vordergrund. Jedes erfolgreiche Seminar sollte beim nächsten Mal noch erfolgreicher werden. Nur so kann ich mich behaupten, so dem immerwährenden Erfolgs- und Konkurrenzdruck standhalten, suggerierte mir der innere Negativist.

Erst viel später sollte mir klar werden, dass das, was sehr viele Menschen antreibt, die innere Unzufriedenheit ist. Die Art Unzufriedenheit, die alles – und sei es noch so positiv – in ein schlechtes Licht zu rücken versucht. Die Art Unzufriedenheit, die erst dann für einen kurzen Moment Ruhe gibt, wenn die negativen Aspekte ausgiebig beleuchtet wurden. Es kommt so zu einer regelrechten Gier nach Negativem. Ich nenne diese Unzufriedenheit, diese Gier nach Negativem, den „Inneren Negativisten".

Alleine die Gedanken, die dieser Negativist in Verbindung mit dem mir selbst auferlegten Erfolgsdruck hervorbrachte, bescherten mir mehr als nur eine schlaflose Nacht.

Hinzu kamen Zukunftsängste, Konkurrenzdruck sowie das Denken an all die vielen großen und kleinen Steine, die einem als Selbstständigen möglicherweise im Weg liegen und so die „Existenz" gefährden oder sogar vernichten könnten.

Ich habe nicht realisiert, dass mich trotz meines beruflichen Erfolgs die negative Gedankenspirale immer weiter nach unten zog und der Leidensdruck immer größer und größer wurde und dies der wahre Grund für ein „Scheitern" sein könnte. Großen Anteil daran hatte mein innerer Negativist, der jeden Tag ein Stückchen mehr zu einem regelrechten Quälgeist wurde und erst dann für einen kurzen Moment Ruhe gab, wenn er mit negativen Emotionen gefüttert wurde.

Jeder, der auf diese Weise seinen Negativisten füttert, bemerkt nicht, dass er durch diese Negativspirale Tag für Tag ein Stück mehr von seinem wahren Selbst aufgibt und das solange, bis nichts mehr da und man sprichwörtlich ausgebrannt ist.

Kurz bevor es bei mir soweit war, erhielt ich zuerst einen großen körperlichen Warnschuss und hatte kurz darauf eine Begegnung, die mein Leben verändern sollte. Doch der Reihe nach.

Mein körperlicher Warnschuss zeigte sich als Herzinfarktverdacht und ein seit 2008 immer schlimmer werdendes Missempfinden in der linken Gesichtshälfte, welches mit Ausfallerscheinungen, Taubheitsgefühl in Wange und Lippe sowie einem Kribbeln einherging, wie es üblicherweise bei einem Schlaganfall auftritt.

Vielfältigste Untersuchungen und Diagnoseverfahren mittels Herzkatheter, Computer-Thermographie (CT), EEG, EKG und Ultraschall zeigten immer wieder dasselbe Ergebnis. Körperlich war ich augenscheinlich vollkommen gesund.
Allerdings fühlte ich mich keineswegs so und das Arbeiten wurde teilweise zur Qual.
Ich wüsste nicht, wo ich heute stehen würde, wäre ich nicht aus Liebe zu meiner Frau zu einer Veranstaltung für alternative Heilmethoden mitgegangen. Auf dieser demonstrierten Menschen mit unterschiedlichsten Eingangsberufen, welchen Weg sie in der Alternativmedizin eingeschlagen hatten. Zu dieser Zeit waren diese Vorträge und Demos alles sehr abstruses Zeug ohne jeden Bezug zur Realität, meiner Realität. Heute weiß ich es besser. Alle dort gezeigten energetischen Arbeitsweisen, sei es Heilen mit Zeichen und Zahlen, Reiki, Arbeiten mit Engeln und auch die Quantenheilung haben und hatten schon seit jeher ihren Platz. Jeder Mensch muss dabei für sich entscheiden, zu welcher Heilweise er eher Zugang findet. Ich war zwar schon seit 2005 immer mal wieder mit Reiki und der Kinesiologie in Form von Sitzungen oder Behandlungen in Berührung gekommen, aber einen für mich persönlich nachvollziehbaren Zugang konnte dies nicht schaffen. Und das, obwohl beide Heilweisen bei mir und meinen Familienangehörigen große Erfolge zeigten. Mein Interesse und der Zugang zu energetischen Heilweisen wurden erst auf dieser Veranstaltung durch eine Quantenheilungs-Demonstration geweckt.
Ich hatte zwar schon einiges über Quantenphysik gehört und gelesen, aber Quantenheilung war mir gänzlich unbekannt. Im Gegensatz zu mir hörte meine Frau bei allen Vorträgen aufmerksam zu. Ich aber hatte eine gute Ausrede, nicht zuhören zu müssen. Ich beschäftigte unseren zu dieser Zeit 4-jährigen Sohn, der den Vortragenden noch weniger Interesse zollte als ich. Als der Quantenheilungsvortrag an der Reihe war, versuchte ich aber aus irgendeinem Grund, aufmerksam zuzuhören. Beim Versuch blieb es, denn die Vortragende schaffte es in ihrem Vortrag nicht, mir das Thema sinnvoll näherzubringen. Außer über Wellen und eine sogenannte Matrix wurden abstruse Theorien über

ungeahnte Heilungsmechanismen dargeboten. Als es dann zum Demo-Teil überging, wurde es für mich noch abstruser. Die sehr engagierte Dame fragte in die Runde, ob jemand Lust hätte, die „Quantenwelle" zu verspüren. Eine junge Frau stellte sich spontan für die Demo zur Verfügung. Befragt, was die Aktion denn für sie bezwecken solle, bat sie darum, den Prüfungsdruck, den sie momentan verspüre, weniger werden zu lassen. Hinter die junge Frau wurde ein kräftiger Mann gestellt, falls die Quantenwelle die Frau umwürfe. Daraufhin begann unsere Vortragende, vor der jungen Frau scheinbar systemlos mit ihren Armen herumzufuchteln. Wie von Geisterhand gestoßen kippte die junge Frau auf einmal nach hinten und glitt, gestützt durch den Mann, der hinter ihr stand, sanft zu Boden. Nachdem sie einige Minuten mit geschlossenen Augen auf dem Boden gelegen hatte, stand sie auf und erzählte, dass es ihr jetzt so gehe, als ob eine große Last von ihr abgefallen sei.

Das möchte ich auch ausprobieren, dachte ich mir, und ich stellte mich, zur Überraschung meiner Frau, spontan als zweiter Freiwilliger zur Verfügung. Vor dem Publikum angekommen wurde ich gefragt, ob ich irgendwelche Beschwerden hätte. Die hatte ich. Aufgrund eines Fehltritts während eines 10-km-Waldlaufs am Tag zuvor schmerzte mein rechtes Knie. Nicht extrem stark, aber immerhin so, dass mein Arzt mir ca. sieben Tage Laufpause verordnet hatte.

„In Ordnung", sagte die „Behandlerin" und gab mir die Anweisung, meinen Gedanken freien Lauf zu lassen und aus dem Fenster zu schauen. Dieser Bitte kam ich nach, beobachtete das sich zusammenbrauende Gewitter und erwartete, dass ich nach hinten umgestoßen würde. Aber außer einem leichten Schwanken, das ich darauf zurückführte, dass ich eh nicht ruhig stehen bleiben kann, passierte nichts.

Meine „Behandlerin" war sich dessen sichtlich bewusst und wies mich etwas unwirsch an, dass ich mich entspannen und das, was passiert, zulassen solle. Daraufhin wurde weiter vor mir „herumgefuchtelt" und etwas stärker an meinem rechten Arm gezerrt. Dies sei ein spezieller Punkt, sagte sie mir, den sie benötige, um meine Energie zu spüren. Aber ich fiel wieder nicht nach hinten.

Mir wurde es nur ein wenig warm, was ich aber auf die schwüle drückende Luft, die durch die Balkontür hereinwehte, schob. Sichtlich genervt gab sie nach ca. zehn Minuten auf und fragte mich, ob ich eine Verbesserung verspüre. Da ich keine Lust hatte, diesem „Theater“ als Hauptdarsteller länger beizuwohnen, sagte ich ihr, dass sich der Schmerz deutlich reduziert hätte, obwohl ich in Wirklichkeit keinerlei Verbesserung verspürte. Daraufhin erhellte sich ihr Gesichtsausdruck und sie badete im Applaus des Publikums.

Zwei Stunden nach dieser „Behandlung“, wir hatten die Veranstaltung bereits wieder verlassen, stellte ich fest, dass meine Schmerzen nicht nur geringer, sondern ganz verschwunden waren.
Wann genau diese „Heilung“ innerhalb der zwei Stunden eingetreten war, kann ich nicht mehr sagen, da wir Menschen ja die Angewohnheit haben, nur dann etwas zu bemerken, wenn es uns schlecht geht.
Dies war der Anlass, mich näher mit dem Thema Quantenheilung bzw. komplementärmedizinischen Heilweisen zu beschäftigen. Ich besuchte genau drei Seminare, von denen zwei mehr Fragen aufwarfen, als sie mir beantworteten, und die durch die exzessive Selbstdarstellung der Seminarleiterin der Scharlatanerie sehr nahekamen.
Um Antworten auf diese Fragen zu finden, besorgte ich mir Literatur, sehr viel Literatur. Als kontrovers denkender Mensch stellte ich vieles in Frage und hinterfragte vieles, was ich las. Dabei fiel mir auf, dass sich viele Autoren bestehendes und überwiegend sehr altes Wissen zunutze gemacht haben. Immer mehr tauchte ich in diese faszinierende Materie ein und las und las und las.
Ein interessanter und erst viel später von mir realisierter Nebeneffekt war, dass ich durch das tiefe Eintauchen in die Materie wie von selbst ruhiger und wesentlich ausgeglichener wurde. Ein Beispiel soll Ihnen dies verdeutlichen. Wer wie ich viel mit dem Auto unterwegs ist, der erlebt Tag für Tag oder beinahe jede Stunde, die er am Steuer sitzt, folgende Situation:
Mit dem Gefühl, der Schnellste und Beste sein zu müssen (auch

hier ist der Negativist der zentrale Dreh- und Angelpunkt), hat man automatisch die linke Spur für sich gepachtet. Man hat es ja schließlich eilig und außerdem einen sehr wichtigen Termin. In dieser Situation stellen die Verkehrsteilnehmer, die auch nur ein km/h langsamer auf der gleichen Spur unterwegs sind, einen potenziellen Störenfried dar, den es so schnell wie möglich zu überholen gilt. Und dies teilweise ohne Rücksicht auf sich und seine Beifahrer zu nehmen, man hat ja schließlich alles im Griff. Interessanterweise wurden meine Fahrzeuge in den Jahren meiner Selbstständigkeit immer stärker, was die Motorisierung betraf, und ich war froh, dass die beiden letzten mit Xenon-Scheinwerfern ausgestattet waren, denn sonst hätte ich alle 5000 km die Glühbirnen meines Fernlichts auswechseln müssen. Leuchtmittel von Xenon-Scheinwerfern haben immerhin eine vielfach höhere Lebensdauer als die herkömmlicher Autoscheinwerferlampen. Ich erklärte mir und meinen Beifahrern das häufige Benutzen der Lichthupe damit, dass es mir der §5 StVO ja erlaube, meine Überholabsicht durch kurze Schall- und Lichtzeichen anzukündigen. Reagierten die anderen Verkehrsteilnehmer darauf nicht, wie ich es wünschte, schimpfte ich wie ein Rohrspatz und gestattete es meinem Körper, Unmengen an Stresshormonen auszuschütten.

Ab dem Zeitpunkt, ab dem ich mich immer tiefer mit dem Thema energetische Heilweisen beschäftigte, änderte sich mein Fahrstil drastisch. Ich sah plötzlich nicht mehr jeden anderen Verkehrsteilnehmer als potenziellen Gegner und benutzte nun viel häufiger auch die rechte oder mittlere Spur, die ich vorher als Domizil für Schnecken und Schleicher ausgemacht hatte. Auffällig dabei ist, dass ich für die gleiche Strecke bei gleichem Verkehrsaufkommen kaum mehr Zeit benötige als es zu Zeiten mit aktiver Benutzung der Lichthupe der Fall war. Natürlich gleicht nicht ein Tag dem anderen und ich wäre kein Mensch mit gesunden Emotionen, wenn ich mich nicht auch einmal ärgern würde. Meine Ärgerphasen halten nur nicht mehr solange an wie früher.

Neben den vielen Büchern, die ich wälzte, und den DVDs, die ich zu dem Thema abends in Hotels anschaute, genoss ich vor allem die Hörbücher von Eckart Tolle, die mir auch während

langer Reisen mit Auto, Bahn und Flugzeug Kurzweil und Entspannung verschafften.
Beim Strukturieren all dieser vielfältigen Informationen zu unterschiedlichsten Heilsystemen, alten Überlieferungen und neuesten wissenschaftlichen Erkenntnissen aus Quantenphysik und Herzforschung nutzten mir meine autodidaktischen Fähigkeiten sehr. Ich entwickelte Schritt für Schritt ein System, das mir und allen, denen ich es erklärte, diese vordergründig schwierige Thematik auf einfache Art und Weise näherbrachte. Die Idee für das Quantum Purification®-System war geboren.

III. QPS – DAS QUANTUM PURIFICATION®-SYSTEM

QPS – das Quantum Purification®-System baut teilweise auf dem Wissen auf, welches heute populärwissenschaftlich als Quantenheilung bezeichnet wird.
QPS ist aber weit mehr als Quantenheilung. Doch schauen wir uns zuerst an, woher der Begriff Quantenheilung stammt.
Der Begriff „Quantenheilung" wurde bereits in den 80er-Jahren von Deepak Chopra verwendet, der sich damals schon mit dem Verhältnis 5000 Jahre alten altindischen Wissens zu modernen naturwissenschaftlichen Erkenntnissen auseinandersetzte.[1]
Er war der Erste, der die heute wegweisenden Parallelen zwischen Medizin, Spiritualität und Quantenphysik für jedermann verständlich aufbereitet hatte. Erst seit Mitte 2000 wurden seine Ansätze in Büchern wie „Quantum Entrainment" von Frank Kinslow und „Matrix Transformation" von Richard Bartlett aufgegriffen, angepasst und so einer noch breiteren Masse zugänglich gemacht.

a) Sind QPS und Quantenheilung vergleichbar?

Zusätzlich zu den 5000 Jahre alten Erkenntnissen und Techniken und deren Kombination mit modernem quantenphysikalischem Wissen, fließen beim QPS die neuesten Erkenntnisse der Herzforschung und russische Heiltechniken mit ein. Des Weiteren berücksichtigt das System auch die Lebensumstände der Klienten und analysiert diese anhand verschiedener Parameter genau. Weiterhin können mit den 33 Heil- und Transformationssequenzen die Ursachen energetischer Blockaden aufgespürt

werden. Alles das zusammen ermöglicht ein zielgerichtetes und ganzheitliches Arbeiten mit energetischen Blockaden.
Diese Kombination macht den großen Unterschied des Quantum Purification®-Systems zur reinen Quantenheilung aus.
QPS ist ein somit ganzheitliches System von Heil- und Veränderungstechniken, welches ohne besondere Fähigkeiten, ohne Vorwissen und ohne große Mühe erlernbar ist. Gerade diese Einfachheit und seine vielen Einsatzmöglichkeiten zeichnen es aus. Alle können die Möglichkeiten des Quantum Purification®-Systems nutzen, um ihr Leben so zu gestalten, wie sie es sich wünschen, und um ihre Ziele leichter zu erreichen.
Viele setzen QPS schon heute ein, um unter anderem ihre Gesundheit, ihre Partnerschaft, die Beziehung zur Familie und zu Freunden, ihre schulischen und sportlichen Leistungen, ihr Studium, ihren Beruf und Karriere oder ihre Finanzen positiv zu gestalten.

Das Quantum Purification®-System:

+ ist ohne Voraussetzungen von jedem einfach und intuitiv erlernbar,
+ ist von jedem bei sich und bei anderen anwendbar,
+ ist auch ohne stundenlange Meditation wirksam,
+ erzeugt eine nachhaltige Wirkung,
+ funktioniert auch, ohne dass man an seine Wirkung glaubt,
– bedient sich weder Hypnose noch anderer fremdgesteuerter Beeinflussungen,
– ist keine Religion oder religionsähnliche Philosophie.

Ich behaupte auch nicht, dass die Prinzipien, Mechanismen und Wirkungsweisen, die die Grundlage der heute bekannten komplementärmedizinischen Heilweisen bilden, tatsächlich „neu“ sind. Im Gegenteil. Natürlich haben auch die Begründer der „amerikanischen“ und „russischen“ Methoden auf diverse Quellen und Überlieferungen zugegriffen, als sie ihre jeweiligen „Zugangsvarianten“ zu den Selbstheilungskräften des Menschen entwickelt haben.

Neu ist jedoch, dass es mir möglich war, aufbauend auf alten und neuen Quellen und unter Nutzung der Herzenergie einzigartige Wege und Techniken zu entwickeln, die nicht nur effektive und schnelle, sondern auch verblüffend einfache Zugänge und Anwendungsformen für das eigene Selbstheilungs- und Selbstregulationspotenzial eröffnen. Diese Techniken und Herangehensweisen können tatsächlich von jedem erlernt werden, ohne dass dafür ein besonderer Wissens- oder Erfahrungshintergrund erforderlich wäre.

Wie bereits weiter oben beschrieben, wurden die wesentlichen Prinzipien und Mechanismen, auf denen das Quantum Purification®-System beruht, bereits vor Jahrtausenden entdeckt und erforscht. Allerdings waren sie über lange Zeit nur wenigen „Eingeweihten" und „Auserwählten" vorbehalten und waren weitestgehend in „Vergessenheit" geraten.

Wer sich dieses Wissen zugänglich machen und die in jedem von uns ruhenden Fähigkeiten zur Selbstheilung in sich selbst und anderen Menschen wecken wollte, musste meist hohe „Einstiegshürden" überwinden. Falls es überhaupt gelang, jemanden zu finden, der bereit war, Teile und Einzelaspekte dieses weit verstreuten Wissens weiterzugeben. Und viele der Techniken und Methoden, die heute allgemein zugänglich in Seminaren und Workshops gelehrt werden, reizen das, was eigentlich möglich wäre, bei Weitem nicht aus. Sie erzielen zwar bis zu einem gewissen Grad brauchbare Ergebnisse, stoßen jedoch immer wieder, insbesondere im Alltag, an ihre Grenzen. Sie sind dabei nicht in der Lage, kurze und effiziente Wege aufzuzeigen, mit denen diese Grenzen überwunden werden können.

Wie aber – und vor allem mit wem – sollte ich das Ganze, das ich mir ersonnen hatte, außerhalb meines familiären Umfeldes testen und auf seine Wirkung hin untersuchen?

Ich konnte ja schlecht in meinen IT- und Verkaufsseminaren Teilnehmer bitten, sich für „alternativmedizinische Tests" zur Verfügung zu stellen. Ich weiß ja, wie ich reagiert hätte, bevor ich einen Zugang zur Materie gefunden hatte. Irgendwann kam ich dann auf folgende Idee.

Jedes Mal, wenn ich einen Schritt weiter war, ließ ich diesen

Schritt in meine Verkaufstrainings einfließen. An dieser Stelle möchte ich mich bei allen Teilnehmern, vor allem bei meinen IT-Promotern und Auszubildenden, die ich aufgrund meines Lehrauftrages an der IHK für München und Oberbayern kennenlernen durfte und die sich für Demonstrationen zur Verfügung gestellt haben, bedanken. Ich hatte diese „energetischen" Übungen unter dem Aspekt des Unterbewussten angesiedelt, ohne genau zu erklären, was ich da machte. Die meisten gaben sich damit zufrieden, dass das Unterbewusste im Verkauf oder bei der Vorbereitung auf eine Prüfung eine entscheidende Rolle spielt. Einige haben aber in den Pausen nachgefragt, weil sie das, was da vorne mit ihnen passierte, doch mehr interessierte. Viele der Teilnehmer berichteten mir dann, dass sie bei der Demo ein Wärmegefühl verspürten, die Kopfschmerzen und Schulterschmerzen urplötzlich verschwunden waren oder Rückenschmerzen sich deutlich reduziert hätten. Es gab auch Teilnehmer, die ein Gefühl von Leichtigkeit und Entspannung verspürten, weil der Druck, der auf ihnen lastete, merklich zurückgegangen war. Ein anderes Beispiel ist das Lernen, welches deutlich leichter fällt, wenn man seinen Körper nicht mit legalen Giften wie Süßstoffen oder Glutamaten zusätzlich zum nervlichen Druck belastet.
All diese Erfahrungen lasse ich in dieses Buch einfließen und stelle sie auch meinen Seminar-Teilnehmern als Hilfsmittel zur Verfügung.
Das Quantum Purification®-System hat mein Leben deutlich zum Positiven verändert.
Wollen auch Sie Ihr Selbstheilungspotenzial aktivieren, um psychische und physische Blockaden positiv zu transformieren? Möchten Sie, wie viele andere vor Ihnen, QPS einsetzen, um Ihrem Leben eine positive Wende zu geben, damit Sie die Ziele mühelos erreichen, die Sie schon immer erreichen wollten?
Sie müssen nicht viel dazu tun. Lesen Sie einfach weiter und freuen Sie sich auf das, was kommt.

IV. GESUND, AKUT ODER CHRONISCH KRANK AUS SICHT DER ENERGIEMEDIZIN

Die Weltgesundheitsorganisation (WHO) definierte 1949 Gesundheit wie folgt:
„Gesundheit ist der Zustand des vollkommenen körperlichen, seelischen und sozialen Wohlbefindens und nicht allein das Fehlen von Krankheit und Gebrechen.“ [28]
Im Umkehrschluss bedeutet dies, dass körperliche und/oder seelische Krankheiten entstehen, wenn es unserem Körper-Geist-System an körperlichem, seelischem und/oder sozialem Wohlbefinden mangelt.
Das Ganze wird klarer, wenn man körperliches, seelisches und soziales Wohlbefinden näher definiert.

1. Körperliches Wohlbefinden: Hierzu zähle ich alle Einflüsse, die auf unseren Körper eine direkte Einflussnahme haben, etwa Ernährung, körperliche Belastung im Beruf, die Wirkung von Genuss- und Suchtmitteln etc.

2. Soziales Wohlbefinden: Wird darüber definiert, welche Unterstützung durch Bezugspersonen die jeweilige Person erhält. Bezugspersonen sind unter anderem unsere Eltern, der Partner oder die Partnerin, die beste Freundin, der beste Freund oder der gesamte Freundeskreis.

3. Seelisches Wohlbefinden: Die Grundlage des seelischen Wohlbefindens hängt laut Sigmund Freud von der Arbeits-, Genuss- und Liebesfähigkeit eines jeden Menschen ab. Der Duden setzt seelisches Wohlbefinden mit Glück und Glückseligkeit gleich.

Für mich bedeutet es aber: Geistige Entspannung, gezielte Gedankenlosigkeit sowie eine starke und ausgleichende Herzenergie. Alles das gibt der Seele den nötigen Raum, um Wohlbefinden/„Glück“ zu empfinden und sich entfalten zu können.
Sind diese drei Faktoren des Wohlbefindens im Einklang, so geht es uns prächtig. Treten indes Störungen bei einem oder mehreren Faktoren auf, so gerät unser Körper-Geist-System aus dem Gleichgewicht und es ist nicht fähig, die eine oder andere Störung zu kompensieren, so können energetische Störungen bzw. Krankheiten entstehen. Wenn es drei Faktoren des Wohlbefindens gibt, so gibt es meiner Meinung nach auch drei energetische Zustände unseres Körper-Geist-Systems.
In der Energie- bzw. Komplementärmedizin halte ich folgende Definitionen für angebracht, um die energetischen Zustände unseres Körper-Geist-Systems zu beschreiben:

A. Das Gleichgewicht des Körper-Geist-Systems
Körper und Geist (Seele) sind miteinander im Einklang. Der gesamte Energiefluss, die innere Ordnung im Körper, ist gegeben und jede Zelle kann ihrer vorbestimmten Aufgabe nachkommen. Das „System“ funktioniert wie vorgesehen. Treten einzelne Störungen auf, so werden diese kompensiert, ohne nachhaltig Einfluss auf unser Körper-Geist-System nehmen zu können.

B. Akute Störungen unseres Körper-Geist-Systems
Störfaktoren, die unser Körper-Geist-System beeinflussen, summieren sich zu einer akuten, nicht mehr so einfach zu regulierenden bzw. kompensierenden Gesamtstörung unserer Zellen. Bei einer solch akuten Störung des Energiefeldes unserer Zellen manifestiert sich diese in einer plötzlich auftretenden energetischen Unordnung, zu deren „Bekämpfung“ unser System einige Zeit benötigt.

C. Chronische Störungen unseres Körper-Geist-Systems
Diese Störungen unseres Körper-Geist-Systems resultieren daraus, dass das Energieniveau unserer Zellen und sogar das ganzer Zellverbände (Organe) extrem sinkt. Die innere Ordnung ist

massiv gestört und unser Körper-Geist-System ist nicht mehr fähig, diese Störungen ohne „Anleitung“ zu beseitigen.

Störungen in einem „Wohlbefindens-Bereich“ können eine Zeit lang kompensiert werden. Kommen zu einer primären Störung sekundäre oder sogar tertiäre Störungen aus den anderen beiden Bereichen hinzu, so kann dies eine richtige Kettenreaktion und somit eine fatale Unordnung im Körper-Geist-System auslösen.

Jonathan X. war sehr sportlich, legte größtenteils Wert auf eine gesunde Ernährung und liebte es, die Abende mit seiner Freundin zu verbringen. Sein energetisches Gleichgewicht hätte besser nicht sein können.
Warum dies in der Vergangenheitsform geschrieben ist, wird in den nächsten Zeilen klar. Seit nunmehr zwölf Monaten hatte er einen neuen Job, der sehr viel Ellbogenmentalität voraussetzte und der ihm als Sprungbrett für eine große Karriere dienen sollte. Der Stress, dem er ausgesetzt war, war zwar sehr groß, jedoch kam sein Körper-Geist-System gut damit zurecht, ohne dass es anfangs gravierende Folgen für ihn hatte. Trotzdem führte dieser Stress unmerklich und schleichend zu einem verminderten seelischen Wohlbefinden. Dadurch, dass sein Körper-Geist-System und seine Beziehung intakt waren, konnte der berufliche Stress einige Zeit kompensiert werden.
Zu dieser primären Störung traten aber zusätzlich sekundäre Störungen aus dem Bereich des körperlichen Wohlbefindens auf. Aufgrund des Stresses und dem damit verbundenen Zeitmangel ernährte er sich falsch. Fast Food und Fertiggerichte, wahre Glutamat-Bomben, dominierten seinen Speiseplan. Dazu Getränke mit Süßstoff, da er schon jetzt, aufgrund mangelnder Bewegung, zehn Kilogramm zugenommen hatte. Der Genuss von süßstoffhaltigen Getränken und Speisen mit Glutamat beeinträchtigte den Kompensationsmechanismus seines Körper-Geist-Systems zusätzlich und störte das energetische Zellgleichgewicht beträchtlich. All dies führte dazu, dass er sehr oft müde, abgeschlagen und gereizt war, was wiederum die Beziehung zu seiner Freundin stark belastete.

Diese tertiäre Störung aus dem Bereich seines sozialen Wohlbefindens gab seinem Körper-Geist-System sprichwörtlich den Rest. Denn der einzige „Zufluchtsort“ vor beruflichem Stress und den damit verbundenen sekundären Störungen, die ehemals funktionierende Beziehung zu seiner Freundin, erfüllte nicht mehr ihren Zweck!

Das, was als akute Störung in einzelnen Bereichen begann, weitete sich sehr schnell zu einer chronischen Störung aller Bereiche aus. Sein Körper-Geist-System war nicht mehr in der Lage, diese geballt auftretenden Störungen zu kompensieren.

So war es nicht verwunderlich, dass er kurz vor einem Zusammenbruch stand. Vom Elternhaus her homöopathisch „vorbelastet“ war er nicht bereit, die ihm von seinem Hausarzt verschriebenen Psychopharmaka einzunehmen, die ihm scheinbar eine Lösung geboten hätten, sein Problem auszuschalten. Aber nur scheinbar, denn Psychopharmaka sind keine Problemlöser, sondern nur Problemverdränger.

So beschloss er, neben einer Behandlung auf homöopathischer Basis auch durch zu erlernende Entspannungsübungen meine Hilfe anzunehmen. Mein Ziel ist es, meinen Seminarteilnehmern und Klienten Hilfe zur Selbsthilfe anzubieten. Ein erster Schritt hierzu ist das gemeinsame Herausarbeiten der Störfaktoren, die momentan die größte Belastung darstellen.

Für Jonathan X. war das Erkennen seiner Störfaktoren innerhalb des einstündigen Klienten-Analyse-Gesprächs ein entscheidender Punkt. Die danach folgende energetische Sitzung, kombiniert mit einer Übungsanleitung für zu Hause, waren weitere Bausteine, sein Körper-Geist-System wieder ins Gleichgewicht zu bringen. Nach ein paar weiteren Coaching-Sitzungen und den zu Hause einfach durchzuführenden Entspannungsübungen in Verbindung mit den für ihn passenden Heil- und Transformationssequenzen war er in der Lage, dem Burn-out zu entkommen.

Mit diesen zwei einfach zu erlernenden Entspannungsübungen und der für Sie passenden Heil- und Transformationssequenz werden auch Sie in der Lage sein, den Selbstheilungsmechanismus Ihres Körpers zu aktivieren, um ihn so allmählich in sein energetisches Gleichgewicht zurückzuführen.

V. EMOTIONAL AUS DER SACKGASSE

Verantwortung für sein Leben zu übernehmen heißt, ein erfülltes und selbstbestimmtes Leben zu leben.
Wir können uns aber auch treiben lassen und schlittern so von einem Schlamassel in den nächsten. Kurz gesagt: „Führe dein Leben, statt von ihm geführt zu werden." Oder anders ausgedrückt: „Jeder ist seines eigenen Glückes Schmied" (Original: „Suae quisque fortunae faber est." Zitat des römischen Geschichtsschreibers Gaius Sallustius Crispus).
Sind Sie immer noch bereit dazu, Verantwortung für Ihr Leben zu übernehmen, um so ein erfülltes und selbstbestimmtes Leben leben zu können? Wirklich? Herzlichen Glückwunsch, ich gratuliere Ihnen zu diesem Schritt. Denn dadurch, dass Sie sich entschlossen haben, das Buch weiterzulesen und sich einer komplementärmedizinischen Heilweise „anzuvertrauen", werden Sie in der Lage sein, Ihre schon immer vorhandenen Selbstheilungskräfte zu aktivieren und in Ihrem Leben tiefgreifende Veränderung zu bewirken. Wenn Sie jetzt denken, ‚Das habe ich alles doch schon einmal gehört oder gelesen und einige aus meinem Bekanntenkreis haben es ausprobiert, funktioniert hat es bisher aber nicht', so bitte ich Sie noch um ein klein wenig Geduld.
Sollten Sie schon erste eigene Erfahrungen mit der Komplementärmedizin gemacht haben und trotz aller Bemühungen immer noch wie fremdbestimmt durchs Leben gehen und das Gefühl haben, nicht nur emotional in einer Sackgasse zu stecken, so ist das zugegebenermaßen ein sehr unbefriedigender Zustand.
Ein Zustand, der nicht selten seine Ursache im Bereich des körperlichen Wohlbefindens hat. Im Laufe vieler „Klienten-Analyse-Gespräche" stellte sich sehr schnell heraus, woran es liegen kann, dass eine sehr gute komplementärmedizinische Behand-

lung oder Selbstheilungstechnik nicht richtig wirkt oder funktionslos erscheint und den Glauben daran schwinden lässt. Meinen Erfahrungen nach wird zwar häufig mit verschiedenen Methoden das seelische und soziale Wohlbefinden analysiert, die Ernährung – ein äußerst wichtiger Aspekt des körperlichen Wohlbefindens – jedoch außen vor gelassen, obwohl sie für ein gesundes Körper-Geist-System unabdingbar ist.
Falsche Ernährung, das ergaben viele Studien, stört unser Körper-Geist-System empfindlich und kann somit eine Hauptursache schwerer Erkrankungen sein. Und ich spreche jetzt nicht nur vom übermäßigen Fast-Food-Konsum, rotem Fleisch, fetten Lebensmitteln oder Süßigkeiten, sondern vor allem von den Lebensmitteln, die „legale Gifte" wie Geschmacksverstärker (Glutamate) oder Süßstoffe (Aspartam etc.) beinhalten.
Aber sind dies wirklich gefährliche Krankmacher? Viele Ärzte und wissenschaftliche Untersuchungen bestätigen dies.
„Glutamat ist ein Nervenzellgift", sagt der Heidelberger Alzheimerforscher und Gründungsdirektor des Netzwerkes Alternsforschung (NAR) Prof. Dr. Dr. h.c. Konrad Beyreuther, und daher „besorgniserregend".[4] Es ist einer der Stoffe, der den natürlichen Schutzmechanismus unseres Gehirns, die Blut-Hirn-Schranke, aufgrund seiner Molekülgröße problemlos überwinden kann und so u. a. die Funktion unseres Stammhirns stört.
Unser Stammhirn, das sogenannte „limbische System", regelt neben elementaren Körperfunktionen auch Gefühlswahrnehmungen wie das Hungergefühl und dient der Verarbeitung von Emotionen. Glutamat dockt im Gehirn an den dafür zuständigen Rezeptoren an und verursacht Störungen wie Bluthochdruck, Schweißausbrüche, Magenschmerzen und Herzklopfen und es intensiviert Stresssymptome, um nur einige Nebenwirkungen zu nennen.
Bei sensibleren Menschen kann es zu Migräne führen, vor allem die Sinneswahrnehmung deutlich einschränken und sehr gravierende emotionale Störungen auslösen.[4]
Die folgende Geschichte ist nicht erfunden, sondern wirklich so passiert: „Das Abendessen schlug ein wie eine Bombe. Kaum hatten die Teilnehmer einer Fortbildung des Arzneimittelherstel-

lers Sandoz ihre Suppenteller geleert, da bekamen es gleich zehn Personen mit Zitteranfällen, Krämpfen und Kopfschmerzen zu tun. Einer der Erkrankten landete sogar im Krankenhaus. Doch die Symptome verschwanden so plötzlich, wie sie aufgetreten waren: Nach zwei Stunden ging es allen Betroffenen wieder gut. Die Probe aus dem sichergestellten Suppentopf ergab einen hohen Gehalt des Geschmacksverstärkers Glutamat, weshalb der Fall aus dem Jahre 1989 vom zuständigen gerichtlich-medizinischen Institut der Universität Bern als so genanntes China-Restaurant-Syndrom festgehalten wurde."

(Tamas Nagy, „Ob der Phillip heute still." in: Freitag, Ost-West-Zeitung, 15.04.2005)

Folgende Geschmacksverstärker sind im Moment in der EU zugelassen.[2]
Glutaminsäure, Natriumglutamat, Monokaliumglutamat, Calciumdiglutamat, Magnesiumdiglutamat, Monoammoniumglutamat, Guanylsäure, Dinatriumguanylat, Dikaliumguanylat, Calciumguanylat, Inosinsäure, Dinatriuminosinat, Dikaliuminosinat, Calciuminosinat, Calcium-5'-ribonucleotid, Dinatrium-5'-ribonucleotid, Hydrolysiertes Gemüse-Protein, Hefeextrakt und alle Bezeichnungen, die „Würze" beinhalten.

Ich selber habe am eigenen Leib verspürt, welche Auswirkungen geringe Mengen von Glutamat haben können, und lange Zeit gebraucht, um zu verstehen, dass meine nächtliche Unruhe verbunden mit Schweißausbrüchen und Herzrasen darauf zurückzuführen war.
Zuerst dachte ich, es läge daran, dass ich zu spät und zu lange laufen war. Es trat nämlich immer dann auf, wenn ich nach 18:00 Uhr während einer Geschäftsreise lief. Dass es die mit Glutamat verseuchten Chips aus der Hotelminibar sind, die ich mir als Betthupferl gönnte, oder das China-Fast-Food vom Imbiss um die Ecke, daran hatte ich nie gedacht. Ich bildete mir auch eine

Zeit lang ein, dass ich die erste Nacht im Hotel nie so richtig gut schlafen könnte.
Erst als ich das gleiche Erlebnis zu Hause hatte und nach einem 12-km-Lauf die neueste Glutamatbombe eines Chips-Herstellers probierte, begann ich, der Sache auf den Grund zu gehen. Denn es passierte mir wieder: Schweißausbrüche und eine totale innere Unruhe! Ich begann zu lesen, viel zu lesen. Studien aus den USA und neueste Untersuchungsergebnisse renommierter Forscher in Europa. Das Ergebnis erschütterte mich sehr. Fortan ließ ich alles Glutamathaltige weg und siehe da, ich schlafe auch dann sehr gut, wenn ich spät abends Sport treibe oder die erste Nacht im Hotel verbringe.
Eines war mir bei meinen Recherchen noch aufgefallen: Wenn von Nervengiften in Lebensmitteln die Rede war, so wurden neben Glutamat auch immer häufiger Süßstoffe als Grund für schwerwiegende Krankheitsursachen genannt.
Ein Süßstoff, wie beispielsweise Aspartam, wird im Körper in verschiedene Nervengifte wie Formaldehyd und Ameisensäure aufgespalten und kann beim Menschen Symptome hervorrufen, die denen von Multipler Sklerose und anderen Nervenkrankheiten ähneln. Kaum jemand ist sich drüber bewusst, dass er sich durch den Genuss von mit Süßstoff versetzten Light- und kalorienarmen Wellness-Getränken einen schlechten Gesundheitszustand antrinkt. Über 90 dokumentierte Nebenwirkungen – darunter Angstzustände, asthmatische Reaktionen, Juckreiz, Schwindel, Zittern, chronische Müdigkeit und Migräne – können durch Aspartam hervorgerufen werden. [3] [4]
Achten Sie doch bitte einmal darauf, welche Lebensmittel Geschmacksverstärker oder Süßstoffe enthalten und meiden Sie diese, so gut es geht.
Denn unser Körper-Geist-System wehrt mit seinen Selbstheilungskräften vorwiegend die „akuten Bedrohungen" ab, welche durch die Zufuhr eben jener Gifte entstehen. Alte blockierte Energien müssen da hinten anstehen. Dies ist auch der Grund, warum viele Praktizierende von alternativen Heilmethoden glauben, das Ganze wirke nicht mehr. Sie können sich ja solange durch Transformation ihrer alten Energieblockaden keine Er-

leichterung verschaffen, bis sie diese Zusammenhänge erkennen. Erst danach – und vorausgesetzt, es werden keine neuen Gifte mehr zugeführt – können unsere Selbstheilungskräfte „chronisch-energetische" Missstände beseitigen.
Deswegen analysieren Sie doch bitte zu Hause, welche Störfaktoren einen besonders starken Einfluss auf Ihre körpereigene Regulation haben, und überlegen Sie sich doch mal eine Gift-Vermeidungsstrategie, indem Sie alle Getränke und Lebensmittel identifizieren, die Glutamate und Süßstoffe in allen Variationen enthalten. Sie werden überrascht sein, wie viele Lebensmittel Süßstoffe enthalten.

ⓘ In der EU sind momentan 10 Süßstoffe[2] im Lebensmittelrecht aufgenommen.

Acesulfam, Acesulfam-K, E 950
Aspartam, E 951
Aspartam-Acesulfam-Salz, E 962
Cyclamat, Cyclohexylsulfamidsäure, Cyclohexansulfamidsäure, E 952
Saccharin, E 954
Sucralose, E 955
Thaumatin, E 957
Neohesperidin-DC, Neohesperidin, E 959

Meiden Sie diese, so gut es Ihnen möglich ist.
Verwenden Sie lieber Zucker, aber davon wenig, oder weichen Sie auf Xylitol aus.
Xylitol, auch Xylit oder Birkenzucker genannt, ist ein natürlicher, aus der Birkenrinde gewonnener Zuckeraustauschstoff. Entdeckt wurde er vom Nobelpreisträger Emil Fischer. Neben seiner angenehmen Süße und nur ca. 60 % der Kalorien von Zucker hat er auch noch weitere Vorteile. In klinischen Studien wurde nachgewiesen, dass Xylitol eine karies- und plaquehemmende Wirkung hat. Ich lasse bei jedem Zähneputzen immer ein paar Körnchen auf meine Zahncreme rieseln. Die Karies und Plaque fördernden Bakterien können Xylitol nicht verstoffwechseln und

gehen zugrunde.
Dadurch hilft Xylitol auch bei Mundgeruch und ist obendrein deutlich gesünder als chemische Wunderwasser.
Aber auch viele andere künstlich hergestellte und als gesund, da bspw. kalorienarm, dargestellte Produkte bergen hohe Risiken. Schauen Sie auch hier bei Ihrem nächsten Einkauf etwas genauer hin. Je mehr „E"-Mittel, Aromastoffe und sonstige Zusatzstoffe enthalten sind, umso mehr wird Ihr energetisches Gleichgewicht gestört. Die Folgen daraus dürften Ihnen jetzt klar sein.
Insgesamt spielt die Ernährung beim Erfolg von alternativmedizinischen Heilweisen eine große Rolle.
Gerade weil meine Familie und ich hin und wieder Fast Food nicht widerstehen können, legen wir unser Augenmerk auf eine ansonsten sehr ausgewogene Ernährung. Mit Fisch, Fleisch, Obst und Gemüse gestalten wir sie so abwechslungsreich es geht und achten sehr darauf, welche Qualität bei uns auf den Tisch kommt. Klar haben hochwertige Bioprodukte ihren Preis, aber auch hier gilt: Manchmal ist weniger mehr!
Im Sinne einer ganzheitlichen Betrachtungsweise erachte ich es für sehr wichtig, dass man seine Ernährungsgewohnheiten anschaut und statt Billigprodukten aus Massenproduktion lieber weniger, dafür aber energetisch wertvolle Produkte kauft. Jedem sollte eigentlich klar sein, dass eine Flasche Pflanzen-Öl aus dem Discounter, die einen Bruchteil einer Dose Katzenfutter kostet, das Energielevel eben jener Dose hat, in der sich das Katzenfutter befindet. Oder der angebotene Discounterhonig im 500-Gramm-Glas für € 1,20 wenig mit dem Naturprodukt zu tun hat, welches die alten Ägypter schon als Speise der Götter verehrten.
Produkte aus verantwortlichem und naturbelassenem Anbau haben grundsätzlich eine höhere Schwingung als konventionelle Produkte, die kein oder nur noch wenig Leben in sich bergen. Diese Schwingungen tragen vor allem dazu bei, die körpereigene Regulation positiv zu unterstützen und den eigenen Energielevel anzuheben.
Ein hoher Energielevel ist aber genau die Unterstützung, die wir für ein gesundes Körper-Geist-System von der körperlichen Seite her brauchen.

Ich empfehle meinen Klienten und Seminarteilnehmern, ihre Ernährungsgewohnheiten zumindest ein klein wenig umzustellen, und führe ihnen die Wirkung von energetisch wertvollen Produkten und deren positive Wirkungsweise auf unser Körper-Geist-System im Vergleich zu billiger Massenware in jedem Seminar und Coaching vor.
Wie Prof. Fritz Albert Popp herausgefunden hat, senden Zellen – und dabei ist es egal, um welche Zellen es sich handelt – Energie in Form von Biophotonen aus.
Diese Energie lässt sich problemlos darstellen. So sendet jede Zelle unseres Körpers ständig Licht/Energie mit einer Wellenlänge von 200 und 800 Nanometern in Form eben dieser Biophotonen aus. Und obwohl das emittierte Licht schwächer ist als die Leuchtkraft einer Kerze in 20 Kilometer Entfernung und seine Wirkungsweise noch nicht genau nachgewiesen wurde, glaubt Popp, dass es der eigentliche Informationsträger des Lebens sei. Diese Biophotonen initiieren seiner Meinung nach die chemischen Reaktionen in unseren Zellen. Aber auch Pflanzen und deren Sekundär-Produkte haben die Fähigkeit, Licht zu speichern und dann auch an uns abzugeben.[5] [11] Je mehr Licht ein Lebensmittel speichert, umso energiereicher ist es für unsere Zellen, da es die gespeicherte Energie an diese abgibt. Somit ist es ein wertvoller Energielieferant für unser gesamtes Körper-Geist-System. Einem Artikel von Susanne Donner auf Wissenschaft.de zufolge lassen sich schon seit Anfang 2000 mit der Lichtmessung auch viele Bio-Produkte von konventioneller Ware unterscheiden oder bestrahlte Lebensmittel aufspüren. Schon heute offenbart der Biophotonentest, wenn bei der Herstellung von kaltgepresstem Öl dieses versehentlich in der Presse zu heiß wurde. Professor Popp geht sogar noch einen Schritt weiter und glaubt, dass sich Herkunft, Frische und Anbauweise des Produktes aus der Lichtmessung erschließen oder zumindest eingrenzen lassen.[4]
Wenn wir das Ganze von der energetischen Seite her betrachten, so ist diese Schlussfolgerung 100%ig nachzuvollziehen. Wird die Natur in keiner Weise von Umweltgiften wie Spritz- und Düngemitteln oder durch den Einsatz von gentechnisch veränderten Pflanzen gestört, so kann sie ihr ganzes energetisches Potenzial

entfalten, was sich wiederum in den Naturprodukten nachweisen lässt.
Wenn ich meine Seminare vorbereite, an meinem Buch schreibe, lese oder bei schöner Musik entspanne, dann verwende ich sehr gerne Bio-Rohkostprodukte als Knabbereien für zwischendurch. Sie eignen sich aber auch, um gut in den Tag zu starten oder sogar als Snack für zwischendurch. Chips und anderes Knabberzeug, voll von Glutamaten, „E"-Mitteln und weiteren Zusatzstoffen, kommen mir sprichwörtlich nicht mehr in die Tüte.
Denn Bio-Produkte in Rohkostqualität haben grundsätzlich eine höhere Schwingung als konventionelle Produkte, die kein oder nur noch wenig Leben in sich bergen.
Ein hoher Energielevel ist aber genau die Unterstützung, die wir auf der Suche nach unserem „wahren Selbst" von der körperlichen Seite her gebrauchen können.
Nachfolgend zwei Beispiele, wie Sie zusätzlich zu Entspannungs- und Selbstheilübungen auf einfache Weise genussvolles Wohlbefinden erreichen können.

1. Ersetzen Sie doch Ihren herkömmlichen Knabbereikonsum, dazu zähle ich alles wie Chips, Salzgebäck, Gummibärchen, mit Süßstoff angereicherte Süßigkeiten etc., durch Tigernuts, welche auch als Erdmandeln bekannt sind.
Das sind kleine, leicht süßliche, wohlschmeckende und gesunde Erdknollen.
Sie sind gluten-, nuss- und mandelfrei und somit für Allergiker eine wichtige Alternative zu Nüssen (z. B. Mandeln, Walnüsse und Haselnüsse). Der hohe Gehalt an Eiweiß macht die Tigernuss zu einer wertvollen Proteinquelle. Die Erdmandel enthält über 30 % Ballaststoffe, wichtige Vitalstoffe wie ungesättigte Fettsäuren, Magnesium, Phytosterine, Vitamin E und hochwertiges pflanzliches Protein. Durch ihren hohen Faser- und Ballaststoffanteil ist sie der Garant für eine gute Verdauung. Diese wiederum ist wichtig, um gelöste Giftstoffe schnellst möglich auszuscheiden.

2. Starten Sie doch mal mit einem Energielieferanten der Extraklasse in den Tag! Ersetzen Sie eine oder zwei Ihrer täglichen Tassen Kaffee oder Tee durch ein Getränk namens MaKao.[6]
MaKao ist eine ausgewogene Kombination aus reinsten Zutaten in Bioqualität. Kakaopulver, Macapulver, Carobpulver, Lucumapulver, Shilajit, Vanillepulver und pinkfarbenes Kristallsalz harmonieren auf wundervollste Weise miteinander. Sie vitalisieren so Ihre Geschmackssinne, Ihren Körper, Ihren Geist und Ihre Seele auf hohem Biophotonen-Niveau. MaKao steigert Ihren Energielevel auf naturgesunde Weise, was sich natürlich positiv auf die Konzentration, Ausdauer, Intuition und Selbstheilungskräfte auswirkt. Ob im Alltag, in Schule und Beruf, beim Sport, kreativer Beschäftigung oder bei Entspannungsübungen und Selbstheilübungen, MaKao wirkt öffnend, nährend, energiesteigernd, anregend und gleichzeitig ausgleichend.

VI. WIR SIND REINE ENERGIE UND INFORMATION

Wie Sie eben gelesen haben, können Zusatzstoffe in Lebensmitteln energetische Missstände verursachen, die, wenn sie nicht behoben werden, über kurz oder lang zu Krankheiten führen. Sollten Sie sich jetzt fragen, wieso diese Zusatzstoffe als Energieräuber unser energetisches Gleichgewicht stören, gebe ich Ihnen hier gerne die Erklärung dazu.

Bis vor nicht allzu langer Zeit nahm man an, dass der Raum um uns herum sowie das Universum, von den „wenigen" Sternen abgesehen, leer sei. Und das, obwohl schon Aristoteles (384 – 322 v. Chr.) behauptet hatte, dass der Raum gar nicht leer sein könne. Denn ein leerer Raum könne gar nicht existieren, da dies seiner Meinung nach ein „Zustand ohne Wiederkehr" sei. In seinen Gedankenexperimenten begriff er das Universum nicht als einen Raum, der aus Vakuum besteht, sondern als eine kontinuierlich mit Stofflichkeit ausgefüllte Kugel.

Da ein Vakuum per Definition schon gänzlich leer sei, könne darin ja nichts existieren und ein eingebrachter Stein wüsste nicht, wohin er fallen müsste, da es in einem Vakuum ja auch keine Schwerkraft gäbe.

Heute wissen wir, dass Aristoteles in gewisser Weise Recht hatte. Die moderne Quantenphysik geht heute davon aus, dass das Universum ein riesiges Meer von subatomaren Teilchen darstellt, die immer in Bewegung sind und untereinander wellenförmige Energie und Informationen austauschen. Auch dann noch, wenn der absolute Nullpunkt von -273,15 °C erreicht ist, bei dem es eigentlich keine Bewegung von Materie mehr geben dürfte.

Diese sogenannten Nullpunktenergien (engl. zero-point energy, ZPE) entstehen unentwegt, wenn auch nur für einen kurzen

Moment, und formen in ihrer Gesamtheit das sogenannte Nullpunkt- oder Informationsfeld.[7]
Aber warum geht die Quantenphysik mit ihren Begründern Albert Einstein, Nils Bohr, Max Planck und Werner Heisenberg davon aus?
Alles, was uns umgibt, sprich, das Universum und natürlich wir selbst, besteht aus Atomen, den Grundbausteinen der Materie. Atom bedeutet seinem griechischen Wortursprung nach „das Unteilbare". Erst Anfang der 1920er-Jahre fand man heraus, dass Atome doch nicht unteilbar sind, sondern aus einer Atomhülle mit negativ geladenen Elektronen und einem positiv geladenen Atomkern bestehen – dieser wiederum besteht aus positiv geladenen Protonen und ungeladenen Neutronen. Nach den neuesten Erkenntnissen der Wissenschaft weiß man, dass diese Protonen und Neutronen aus noch kleineren Teilchen bestehen. Den sogenannten Quarks. So besteht ein Proton beispielsweise aus drei Quarks. Diese subatomaren Teilchen bewegen sich stetig umeinander herum und tauschen untereinander Energieeinheiten von ca. einem halben Watt aus. Für sich alleine betrachtet sind 0,5 Watt sehr wenig. Setzt man das aber ins Verhältnis zu allen im Universum existierenden subatomaren Teilchen, so bekommt man eben dieses unvorstellbar große Energiegitter, das sogenannte Nullpunkt- oder Informationsfeld, in dem alles miteinander verbunden ist. Die wellenförmigen Energien des Nullpunktfeldes sind nach Meinung der Wissenschaft die formende Kraft jedweder Materie. Ob Strahlung, fest, flüssig, weich, hart, von diamantener Struktur oder der einer Feder gleich: Alles wird aus derselben Energie und denselben Informationen gebildet. Man könnte sagen, dass die Nullpunktenergie die Quelle der Schöpfung ist.
Denn definiert man Energie näher, so kann man sagen, sie ist die Kraft, die eine Beziehung zwischen Objekten herstellt. Auf „unterster" Ebene verbindet sie sogenannte Quanten, kleinste Teile der uns umgebenden Wirklichkeit. Diese Quanten verhalten sich, entsprechend der Energie, die sie verbindet, nach bestimmten spezifischen Mustern zueinander. Diese Energie ist tatsächlich mess- und nachweisbar, wir bestehen faktisch aus ihr und

sie umgibt uns fortwährend. Die moderne Quantenphysik geht heute davon aus, dass die Energie, die uns umgibt, eben jenes aus Informationen bestehende Feld darstellt, welches sich außerdem in stetigem Wandel befindet. Ohne dieses Informationsfeld kann also keine Lebensform existieren. Und wenn sich die Information ändert, ändert sich auch die Form (der Begriff „Information" leitet sich vom lateinischen „informare" – zu Deutsch: „bilden", „eine Form, eine Gestalt, Auskunft geben" – ab). Betrachten wir unter diesen Gesichtspunkten das Universum in leicht verändertem Licht, so ist es nachvollziehbar, dass dieser Raum von unvorstellbarer Größe und Leere auf keinen Fall leer sein kann. Er ist randvoll mit eben jener Nullpunkt-Energie, die wir uns, gewusst wie, zunutze machen können. Nullpunktenergie ist der quantenphysikalische Begriff für etwas, das seit Jahrtausenden als Prana, Kundalini, Od, Orgon, Chi, Äther, Gottesenergie oder einfach Lebensenergie bekannt ist.
Und das Nullpunktfeld wird auch Ur-Matrix genannt, weil es alle reinen und ursprünglichen Informationen über Struktur und Verbindungen der subatomaren Teilchen und somit aller Lebensbausteine beinhaltet. Quantenphysiker betrachten das Nullpunktfeld auch als Erklärung für Phänomene wie Selbstheilung, Telepathie oder Vorahnungen.
Eine noch sehr junge Grenzwissenschaft, Noetik genannt (abgeleitet vom griechischen Wort noètos, auf Deutsch „geistig wahrnehmbar"), befasst sich mit Bewusstseinsforschung unter dem Einfluss dieser modernen Erkenntnisse.
Die britische Autorin Lynne McTaggart fasst einige Ergebnisse dieser langjährigen Forschung in ihrem Buch „Das Nullpunkt-Feld"[6] zusammen. Eine der Hauptthesen des Buches lautet: „Alle Experimente legen die Schlussfolgerung nahe, dass Bewusstsein eine Substanz jenseits unserer Körpergrenzen ist, eine Energie, die Materie verändern kann."
Aber wie kann ich mit dem Bewusstsein Veränderungen bewirken? Nutzen wir einfach die universelle Energie und bedienen uns der Werkzeuge „Intention" und „Imagination".
Letztendlich besteht also alles aus Energie und Information. Diese Energie kann in unserem Körper-Geist-System zwei Ag-

gregatzustände annehmen. Die statische Energie, eine Art atomare Blockade, und die fließende Energie. Betrachten wir diese Wirkungsweise genauer, so bedeutet dies, dass es uns gut geht, sobald die Energie im Fluss ist. Ist sie indes blockiert, wirkt sich das auf viele Bereiche des Lebens aus. Wir haben Schmerzen, Krankheiten tauchen auf, seelische und psychische Probleme oder negative Aspekte in Beruf, Partnerschaft und finanzieller Hinsicht bestimmen unser Leben.

Solche Blockaden werden begünstigt, wenn wir unser Körper-Geist-System immer und immer wieder mit Energieräubern in Form von schlechter oder nachweislich giftiger Ernährung (Glutamate, Süßstoffe etc.) zusätzlich zu unserem sozialen und seelischen Stress belasten.

Der falschen Ernährung kann man jedoch noch durch ein wenig Disziplin am einfachsten entgegenwirken und so diesen Energieräuber ausschalten. Sozialem und seelischem Stress zu entfliehen ist jedoch ungleich schwerer.

Mit dem Quantum Purification®-System (QPS) bewegen wir uns auf einer energetischen Informationsebene und finden unter anderem durch das Nutzen der 33 Heil- und Transformationssequenzen heraus, welche Blockade besteht.

Die Techniken und Methoden dieses Systems nehmen also direkten Einfluss auf die Informationsebene, die darüber entscheidet, in welchem Zustand sich unser Körper, unsere Psyche und viele weitere Bereiche unseres Lebens befinden. Denn Krankheiten, seelische und psychische Leiden etc. sind ja nichts anderes als blockierte Energien.

Durch das Quantum Purification®-System, das sich über die Triangulation mittels Ankerpunkt, Resonanzpunkt und Herzenergie die Kraft der Intuition, der Imagination und der Intention nutzbar macht, wird diese blockierte Energie, also die Strukturen, die sich in einem „negativen" oder „unvorteilhaften" Zustand befinden, so beeinflusst, dass wieder Energie fließt und alles seinen ursprünglichen Informationsgehalt annimmt. Mit anderen Worten: Körperliche und seelische Leiden und damit verbundene negative Lebensumstände werden positiv transformiert und verschwinden nachweislich.

Doch wie kann diese Informationsebene durch Intuition (inneres Wissen), Intentionen (Absicht) und Imagination (Vorstellungskraft) beeinflusst werden? Die von Descartes beschriebene Trennung von Körper und Geist, auf der heute noch die schulmedizinische und psychologische Theorie und Praxis wesentlich basiert, kann mittlerweile, nach dem aktuellen Stand der neurophysiologischen Forschung (u. a. António R. Damásio: „Descartes' Irrtum"; Candace B. Pert) als widerlegt betrachtet werden.[9] [12]
Verstand und Gefühl sind nicht so einfach voneinander trennbar, wie gerne behauptet wird. Und Körper und Psyche beeinflussen sich nicht nur gegenseitig, wir müssen vielmehr davon ausgehen, dass beide letztlich „zwei Seiten derselben Medaille" oder auch „zwei Aspekte desselben Prozesses" sind.

Wir wissen heute, dass jeder Gedanke, den wir denken, spezifische chemische Prozesse im Körper bedingt und dass auch unsere Emotionen und unsere „Körperchemie" gewissermaßen parallel zueinander ablaufen. Neueste Erkenntnisse zeigen, dass die dazu benötigten Informationen an die betroffenen Zellen unseres Körpers zeitgleich übermittelt werden. Dies geschieht deshalb, so die Annahme der Wissenschaft, da jeder Bereich unseres Körpers ein eigenes Energie- oder auch Informationsfeld besitzt. Genauso wie ein Fischschwarm von Millionen Fischen zeitgleich seine Richtung ändert, so werden Informationen an alle betroffenen Zellen zeitgleich übermittelt.

Wie oben beschrieben besteht jede Materie aus Energie und Information, auch unsere Gedanken, die zu 95 % dieselben Gedanken sind, die wir bereits am Vortag gedacht haben. Wenn also Gedanken Materie sind und jede Materie mit ihren Elementarteilchen innerhalb des Nullpunktfeldes miteinander kommuniziert, so muss es doch möglich sein, dass wir mit ihnen Materie beeinflussen können.

Nachteilig ist nur, dass uns unsere Gedanken sehr oft in negativen Zuständen festhalten, was sich auch in entsprechend negativen Glaubenssätzen wie „Ich habe doch nie Glück"; „Mich liebt ja eh niemand", manifestiert. Sogar in Momenten des „Nichts-Tuns" sind unsere Gedanken immer noch präsent und können sich zu wahren Quälgeistern entwickeln.

Vielleicht haben Sie ja schon gelesen, dass unsere Gedanken die Realität erschaffen, in der wir uns bewegen. Das ist meines Erachtens nur zum Teil richtig. Natürlich bewegt jeder Gedanke etwas. Aber wie wollen wir die Realität positiv verändern, wenn wir sowieso jeden Tag zu 95 % dasselbe denken. „Ja, dann mache ich mir halt positive Gedanken", höre ich Sie jetzt sagen. Und dass genau das funktioniert, bezweifle ich. Wir können uns noch so fest vornehmen, dass wir nichts Negatives denken, und doch siegt der Negativist in uns und wir fangen an, zu zweifeln. Schon sind die wunderschönen Gedanken und ihre temporär positive Wirkung dahin. Meist geben wir es dann auf, da es ja sowieso nicht funktioniert.
Ich halte es da lieber mit folgendem Ausspruch:

„Wenn du den inneren Dialog anhalten könntest, würde das Unmögliche möglich werden." Don Juan (Carlos Castaneda)

Don Juan hatte es schon sehr früh richtig erkannt: Gedankenstille ist der Schlüssel, um das Unmögliche möglich zu machen.
Oder anders ausgedrückt: „Das wahre Selbst erschafft die neue, gesunde und glückliche Realität."
Meine Sicht der Dinge ist es, dass wir uns eine neue, gesunde und glückliche Realität nicht mit unseren Gedanken erschaffen. Denn sie sind es, die uns überhaupt erst daran hindern. Eine neue gesunde und glückliche Realität erschaffen wir nur mit unserem wahren Selbst. Das ist unser eigentlicher Wesenskern, der aber seit Anbeginn unseres Lebens von den Gedanken überlagert wird. Nur wenn wir unsere Gedanken abstellen, können wir Zugang zu unserem wahren Selbst finden und mit ihm agieren. Das geht nicht, sagen Sie! Oh doch, das geht, sage ich und Sie werden es spätestens in Kapitel XI lernen.
Das Interessante ist demnach, dass jeder von uns in der Lage ist, den eigenen Zustand so zu verändern, indem wir mit unserem „wahren Selbst" Zugang zu unserer eigenen „Ur-Matrix", einer Art Blaupause, die im Nullpunktfeld gespeichert ist, erlangen können. In unserer „Ur-Matrix" ist der Zustand unseres Körpers so abgespeichert, wie er wäre, wenn er keinen äußeren Störun-

gen ausgesetzt wäre. Wenn wir Kontakt zur „Ur-Matrix" aufnehmen, ist der Fluss der Gedanken unterbrochen. Und in diesem Zustand sind wir imstande, direkten Einfluss auf die Informationsfelder auszuüben, die uns und unseren Körper „steuern".
Das bedeutet, dass wir im Falle einer Krankheit den ursprünglichen und gesunden Zustand aller Körperzellen und den ihnen zugrunde liegenden Bauplan – so wie er in unserer gesunden DNA enthalten ist – wieder herstellen können.
Egal, um welche Krankheit es sich handelt, egal, wie „fehlerhaft" die Informationen auf geistiger, körperlicher und seelisch/psychischer Ebene auch sein mögen, wir können unsere Zellen durch das Aktivieren unserer Selbstheilungskräfte in den Zustand der Ur-Matrix zurückversetzen.
Wer oder was ist aber der Empfänger dieser Ur-Informationen und wo sollen diese dann in unserem Körper gespeichert werden? Etwa in unserer DNA und wenn ja, wie kommt sie dort hinein? Und müsste sie dann nicht schon lange entdeckt und wissenschaftlich erforscht sein?
Leider nein! Geht man vom aktuellen Forschungsstand der Evolutionsbiologie aus, so sind nur ca. 5 % unserer rund 3,3 Milliarden DNA-Bausteine (Gene) für die Herstellung von Proteinen, den Grundbausteinen unserer Zellen, verantwortlich. Der Rest, sprich 95 % bzw. 3,135 Milliarden DNA-Bausteine, die nicht als Baupläne für Proteine dienen, sind laut Annahme der meisten Wissenschaftler sprichwörtlicher Schrott. Junk-DNA, so der englische Begriff, soll unnützer Ballast sein, den wir seit Jahrmillionen in unserem Erbgut herumschleppen.
Als im Jahr 2000 das menschliche Genom (Erbgut) entschlüsselt wurde, hatte man etwas Sensationelles erreicht und erhoffte sich, die Grundlage für Heilung jeglicher Art gelegt zu haben. Wie groß muss die Enttäuschung gewesen sein, als man feststellte, dass der Mensch nur ca. 25.000 Gene besitzt und der Nutzen von 95 % des entschlüsselten Genoms nicht ersichtlich war.
Interessanterweise ist kein weiteres Beispiel in der Natur ersichtlich, welches so viel seiner DNA ungenutzt lassen soll. Es finden sich zwar auch im Genom vieler Pflanzen, Insekten, Wirbeltiere und anderer Säugetiere DNA-Bereiche, über deren Funktion

man sich nicht im Klaren ist, aber 95 % ungenutzter DNA finden sich sonst nirgendwo.
Warum soll die Natur ausgerechnet bei dem am höchsten entwickelten Lebewesen, dem Menschen, so verschwenderisch gewesen sein? Wieso sollen wir solch eine riesige Menge unnützen Ballasts mit uns herumschleppen, kostet doch die Herstellung eines jeden DNA-Bausteins sehr viel Energie?
Einige dieser neuen Erkenntnisse resultieren aus den Forschungen des Projekts Encode („Encyclopedia of DNA Elements"). Dieses Projekt wird seit 2003 von einem internationalen Forschungskonsortium hochrangiger Wissenschaftler mit dem Ziel durchgeführt, alle codierenden und nicht-codierenden Sequenzen des menschlichen Genoms aufzuspüren und ihnen Funktionen zuzuordnen.
So benutzen einige Forscher heutzutage statt Schrott-DNA viel lieber den Begriff „uncodierte DNA". Haben doch neueste Studien ergeben, dass diese angeblich funktionslosen Bereiche eventuell wichtiger sind, als hinlänglich vermutet wurde. So vermuten einige Wissenschaftler heute, dass diese 95 % Verursacher oder Helfer von Krankheiten sein könnten. Meine Vermutung ist eine ganz andere. Meiner Meinung nach ist in diesen 95 % nicht nur die Blaupause unseres gesamten Organismus, sondern auch all das, was wir bzw. unsere Seele in unzähligen Vorleben schon einmal erlebt hat, abgespeichert.
Meines Erachtens ist die DNA mit ihrer spiralförmigen Struktur eine Art Resonator, der als Bindeglied von Mensch und den raum- und zeitlosen Informationen des Nullpunktfeldes fungiert und bei Bedarf diese Informationen abrufen kann.
Unsere Zellen sind so in der Lage, die messbaren Energiefelder, die unseren Körper umgeben, aufzubauen (vgl. Grafik „Körperfelder").
Die DNA gibt weiterhin vor, welche Ausprägung der Zellverbund im Leben haben soll. Beispielsweise sind DNA, Gene und Proteine von Mensch und Schimpanse nahezu identisch. Die Ausprägung verschiedener Merkmale könnte jedoch unterschiedlicher nicht sein.
Rupert Sheldrake erklärt den frappierenden Unterschied bei na-

hezu gleicher DNA wie folgt:[10]
Da Gene und daraus resultierende Proteine nicht der Grund sein können, so muss es an den morphogenetischen Feldern (Körperfeldern) liegen. So, wie man aus den gleichen Steinen und dem gleichen Zement unterschiedliche Häuser bauen kann, wenn man zwei verschiedene Baupläne hat, so kann man verschiedene Organismen mit verschiedenen Feldern bauen, auch wenn die Moleküle beim Menschen und Schimpansen sehr ähnlich sind.
Nach Sheldrake korrespondieren diese Körperfelder mit einem universellen Feld, welches das „Grundmuster" eines biologischen Systems kodieren soll. Und dieses Feld ist nichts anderes als das Nullpunktfeld oder die Ur-Matrix.
Peter Fraser (Autor des Buchs „Decoding the Human Body-Field") beschreibt das Ganze in ähnlicher Form: Die DNA, so Fraser, sei wie eine riesige Bibliothek, in der die Informationen vom Regenwurm bis zum Menschen beinhaltet sind. Je nachdem, welches Buch man auswählt, bestimmt es die Ausprägungen, die die Zellen annehmen. Woher weiß man aber, welches Buch die Zelle aus der Bibliothek nehmen soll? Die vorherrschende Meinung ist, dass es das Energiefeld der Zelle ist, welches die Entscheidung trifft.[8]
Der menschliche Körper ist laut Prof. Dr. Dr. Dietmar Cimbal (Wissenschaftlicher Leiter des „Institutes für Revitalisierung") ein Energiefeld (auch morphogenes oder Informationsfeld genannt) aus stehenden Skalarwellen, die vollkommen organisiert sind und somit ein hohes Maß an Information beinhalten.[5]
Man kann sogar noch weitergehen. Es gibt nicht nur ein energetisches Körperfeld mit einem sehr hohen Informationsgehalt, es gibt viele Körperfelder. Rupert Sheldrake sagt, dass es innerhalb der Körperfelder sogar eine Hierarchie gibt.
Diese Felder sind Kontrollfelder außerhalb der molekularen oder biochemischen Abläufe unseres Körpers. Dies erklärt auch, wie aus einer einzigen Zelle ein ganzer Mensch entstehen kann. Bedingt durch das Energiefeld, das jeder Zelle zu eigen ist, weiß diese ganz genau, was sie werden und welch spätere Funktion sie haben soll. Diese Felder organisieren den Organismus, der entstehen soll.

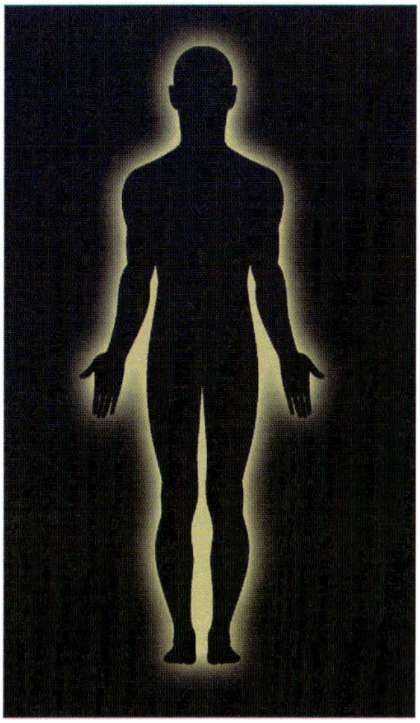

1. Das Feld des ganzen Körpers

2. Das Feld der Organe

3. Das Feld der Gewebe

4. Die Felder der Zellen

5. Die Felder unserer Extremitäten

Die Energie der Körperfelder lässt sich problemlos darstellen. Wir erinnern uns daran, dass jede Zelle unseres Körpers ständig Licht/Energie mit einer Wellenlänge von 200 und 800 Nanometern in Form von Biophotonen aussendet, wie Prof. Fritz Albert Popp herausgefunden hat.
Diese Biophotonen produzieren ein dynamisches und kohärentes Energie-/Lichtfeld in unserem Körper und werden gleichzeitig als Informationsträger des Nullpunkt-Feldes angesehen. Und obwohl das emittierte Licht schwächer ist als die Leuchtkraft einer Kerze in 20 Kilometer Entfernung und seine Wirkungsweise noch nicht nachgewiesen wurde, glaubt Popp, dass es der eigentliche Informationsträger des Lebens sei. Diese Biophotonen initiieren seiner Meinung nach die chemischen Reaktionen in unseren Zellen und informieren alle zu einem Zellverband (bspw. einem Organ) gehörenden Zellen über Geschehnisse ihrer Umgebung.
Seine Erkenntnis gewinnt Professor Popp unter anderem aus folgenden zwei Versuchen:

1. Stellt man zwei Reagenzgläser mit derselben Blutprobe im

Labor nebeneinander und injiziert in eines der beiden Gläser einen Erreger, so zeigen die Blutzellen im zweiten Reagenzglas dieselben Abwehrreaktionen. Werden die beiden Reagenzgläser jedoch durch eine lichtundurchlässige Barriere getrennt, so hört die Abwehrreaktion im zweiten Reagenzglas sofort auf.

2. In einem weiteren Versuch stellte er fest, dass die Lichtemissionen von gesunden Menschen symmetrische Muster hervorrufen, die von Krebspatienten jedoch stark asymmetrische. Erkrankungen scheinen also die lichtgesteuerte Kommunikation zwischen Zellen zu beeinflussen.[5]

Es gibt also einen Informationsfluss innerhalb unseres Zell- und Nervensystems, der noch weitgehend unerforscht ist. Allerdings gibt es historische Beispiele, die annähernd Gleiches beschreiben. In der Traditionellen Chinesischen Medizin (TCM) sind die Meridiane die Energiebahnen, in denen die Lebensenergie, das sogenannte Qi, fließt. Nach den Vorstellungen der TCM existieren zwölf Hauptmeridiane, die je einem Organ beziehungsweise Organsystem zugeordnet sind, zwölf Nebenmeridiane sowie verschiedene Leitbahnsehnen und Verbindungskanäle. Auf den Meridianen liegen die Akupunkturpunkte. Gesundheit ist nach den Vorstellungen der TCM u. a. verbunden mit einem freien und ausreichenden Fluss des Qi, also der Lebensenergie in den Meridianen. Wenn zu wenig Qi fließt oder Qi gar blockiert ist, entstehen Krankheiten.
Durch EEG und EKG können Störungen in den Energiefeldern unseres Gehirns und Herzens schon seit Langem, mittels aufgeklebter Elektroden, problemlos gemessen werden. Neu ist allerdings, dass man Gehirnströme ohne eine frisurzerstörende und nervige Elektrodenkappe auf dem Kopf messen kann. Die Magnetoenzephalografie, kurz MEG, misst die magnetischen Aktivitäten des Gehirns. Mittels äußerer, hochsensibler Sensoren, den sogenannten SQUIDs, werden die magnetischen Signale des Gehirns, welche durch die energetischen Impulse aktiver Nervenzellen verursacht werden, erfasst und protokolliert.
Wenn man also energetische Impulse außerhalb unseres Körpers

messen kann, dann ist die Wahrscheinlichkeit, dass unsere Biophotonen mit denen eines anderen Menschen kommunizieren, äußerst hoch.

Lynne McTaggart fasst das Ganze wie folgt zusammen: „In mindestens 40 Forschungszentren wurde nachgewiesen, dass zwischen Lebewesen ein ständiger Informationsaustausch stattfindet und dass Gedanken Energien übertragen können. Es liegt der Schluss nahe, dass es eine dezentrale, einheitliche Intelligenz gibt und dass im Prinzip jeder von uns über Fähigkeiten verfügt, mit ihr in Kontakt zu treten – nicht nur Schamanen, Magier und Geistheiler …“[5]

Ersetzt man das synonym gebrauchte Wort Gedanken durch „reines Bewusstsein“ bzw. durch das wahre Selbst, so befinden wir uns direkt im Sprachgebrauch des QPS. Jeder kann sich also die Macht seines wahren Selbst zunutze machen. Man muss nur wissen, wie!

Mein Ziel ist es, Ihnen die Hilfsmittel an die Hand zu geben, die dazu notwendig sind. Immer vorausgesetzt, Sie möchten das auch. Das einzige, was Sie dazu tun müssen, ist, die Informationen, die Ihr Körper-Geist-System negativ beeinflussen und den Energiefluss in Ihrem Körper zum Stocken bringen, mithilfe Ihres Bewusstseins, Ihres wahren Selbst, zu transformieren. Gelingt dies, so wird sich Ihr Leben zukünftig positiv gestalten.

Wie das genau geschehen kann und wie Sie das Buch anwenden, erfahren Sie auf den nächsten Seiten.

VII. DER NEGATIVIST IN UNS – WIE GEDANKEN UNSERE GESUNDHEIT STEUERN

Im vorherigen Kapitel haben Sie gelesen, dass wir mit unserem wahren Selbst krankhafte Veränderungen beseitigen können. Wie aber wirken sich denn dann unsere negativen Gedanken aus?

„Wenn wir denken, unheilbar krank zu sein, dann stimmt das. Denken wir hingegen, dass wir vollkommen geheilt werden können, so stimmt das auch." (Herman Koning)

Seit Jahrtausenden leben wir mit einem Quälgeist, dem Negativisten, in unserem Kopf. Es ist die Stimme unseres Kopfes – unsere Gedanken –, die Sekunde für Sekunde unser Tun und Sein beurteilt, verurteilt, vergleicht, bewertet und kommentiert. Die meiste Zeit sorgt sich diese Stimme und äußert ihre Angst, dass das, was wir tun oder beabsichtigen zu tun, nicht das Richtige ist beziehungsweise schiefgeht oder schlecht ausgeht. Oder sie versucht, alles, und sei es noch so positiv, in ein schlechtes Licht zu rücken. Wie bereits beschrieben ist es die Art Unzufriedenheit, die erst dann für einen kurzen Moment Ruhe gibt, wenn der oder die negativen Aspekte ausgiebig beleuchtet wurden. Unser innerer Negativist giert nach allem, was negativ ist.

Wer kennt die Situationen nicht, dass er in Phasen der körperlichen Ruhe von geistiger Unruhe gequält wird. Denn haben wir unseren inneren Peiniger nicht im Griff, so lässt er uns nie richtig zur Ruhe kommen.

Viele Menschen akzeptieren diese Quälerei und denken außerdem, dass es so sein muss. Wir sind ja seit Jahrtausenden darauf konditioniert und kennen es nicht anders. Wenn wir uns mit unseren Gedanken das Gehirn zermartern, haben wir meist Schuldgefühle, wenn es sich um Dinge aus der Vergangenheit handelt, und machen uns Sorgen, wenn es um zukünftige Ereignisse geht.

Dadurch, dass dieser Quälgeist auch in den Phasen, die der Erholung dienen sollten, durch das unkontrollierte Ausschütten von Botenstoffen unseren Körper nie zur Ruhe kommen lässt, ist er außerdem die Ursache für unzähliges Leid, für Krankheiten und Unglück jedweder Art. Gedanken, Emotionen und Wahrnehmungen beeinflussen nachweislich unsere Zellen und somit unser gesamtes Immun- und Hormonsystem. So ist es hinlänglich bekannt, dass Menschen, die unter hohem Stress stehen, nur über eingeschränkte Abwehrkräfte verfügen. Die Erklärung dafür ist relativ einfach. Unsere Thymusdrüse, das Zentrum unserer Immunabwehr, versagt bei großem Stress zusehends. Aber dazu später mehr.

Bruce Lipton beschreibt in seinem Buch „Intelligente Zellen",[26] dass Überzeugungen und Vorstellungen auf direktem chemischem und elektromagnetischem Weg unseren Körper und unsere DNA beeinflussen. Die DNA ist wie ein Informationsspeicher und die Gene, die mittels Proteinen gebildet werden, sind keinesfalls unveränderlich, sondern werden ständig durch unsere Gedanken und Gefühle modifiziert. Sie sind es also, die entscheiden, wie und welche Zellen in unserem Körper beeinflusst oder verändert werden, neu entstehen und ob das Ergebnis Gesundheit oder Krankheit heißt.

Candace B. Pert führt in ihrem Buch „Moleküle der Gefühle"[12] aus, dass die informationsverarbeitenden Rezeptoren der Nervenmembranen auch in den Körperzellen zu finden sind. In verschiedenen Experimenten stellte sie fest, dass der menschliche Intellekt nicht nur im Kopf sitzt, sondern durch Signalmoleküle im ganzen Körper verteilt und von außen her messbar ist. Jede Zelle unseres Körpers ist sozusagen mit Intelligenz gesegnet. Oder anders ausgedrückt: Jede Zelle hat durch ihre DNA direkten Zugang zum Nullpunktfeld. Sie sehen also, dass viele Wissenschaftler zu einem gleichen oder zumindest sehr ähnlichen

Ergebnis kommen.
Wenn jemand jetzt sagt: „Das verstehe ich immer noch nicht, oder das geht immer noch über meinen Verstand“, dann ist das die logische Konsequenz aus dem Diktat unseres Verstandes. Denn er ist die Quelle und gleichzeitig das Sammelbecken unserer Gedanken. Und was kennt die Quelle anderes als das Wasser, das aus ihr fließt?
Die Übungen eins und zwei in Kapitel XI werden Ihnen auf einfachste Weise zeigen, dass man sich von seinem Verstand befreien kann. Am einfachsten gelingt dies, wenn wir uns in der Rolle des Beobachters befinden. Dabei ist es vollkommen egal, was wir beobachten und wahrnehmen. Es muss nur wertfrei sein.
Alles in allem eine sehr spannende Erkenntnis. Denn wir werden uns so ein weiteres Mal Descartes' Irrtum bewusst! Wir sind nicht unsere Gedanken. Denn wären wir wirklich unsere Gedanken, so könnten wir sie ja nicht abstellen und mit unserem wahren Selbst agieren.
Wir können unser „Wahres Selbst“ auch mit dem reinen Bewusstsein gleichsetzen. Bewusstsein heißt, sich des wahren Seins, also seines eigentlichen Wesenskerns, bewusst zu werden. Sich als das zu erkennen, was man wirklich ist.
Wenn wir etwas zum Positiven verändern wollen, so müssen wir uns immer wieder bewusst werden, dass Gedanken, Emotionen und Wahrnehmungen nachweislich unsere Zellen beeinflussen und somit unser gesamtes Immun- und Hormonsystem.
Sie sind also der entscheidende Faktor, ob es uns gut geht, wenn Energie fließt oder ob bei blockierter Energie Unwohlsein und Krankheiten entstehen. Jede einzelne Zelle ist intelligent und im Bedarfsfall, wie bereits im Kapitel zuvor beschrieben, für eine energetische Reprogrammierung zugänglich.
Denn alles besteht letztendlich „nur“ aus Energie und Information.

VIII. PROZESSE DER NEUEN ZEIT

In diesem Kapitel wage ich einen kleinen spirituellen Exkurs und erkläre Ihnen meine Sicht der Dinge zu Schöpfung und Seele.
Seit dem Jahreswechsel von 2012 auf 2013 befinden wir uns in einer Zeit, in der unsere energetische Entwicklung und die spirituellen Prozesse im Allgemeinen sehr viel schneller ablaufen und – oder gerade deswegen – ganz besondere Anforderungen an uns gestellt werden. Denn die Erde befindet sich durch die Erhöhung der sogenannten Schumann-Frequenz im Wandel: von durchschnittlich 7,83 Hertz auf durchschnittlich 8 Hertz pro Jahr. Ihr energetisches Schwingungsniveau hat sich erhöht.
Die Schumann-Frequenz – die elektromagnetische Eigenfrequenz der Erde und gleichzeitig eine Resonanzfrequenz unseres Gehirns – hat nachweislich bedeutsame Auswirkungen auf unser Körper-Geist-System.
Beim Menschen stellen 7,83 Hertz die untere Grenze des Alpha-Bereiches dar. In diesem Bereich, in dem der Übergang vom entspannten Wachzustand zum Schlaf stattfindet, kann unser Körper-Geist-System mit seiner Regeneration beginnen.
Laut Grazyna Fosar und Franz Bludorf ist die Übereinstimmung zwischen Erd- und Gehirnfrequenz kein Zufall. Tiere und Menschen haben ihre Gehirnfrequenzen im Laufe der Evolution den natürlichen Gegebenheiten ihres Lebensraumes angepasst.
Man hat nämlich festgestellt, dass das Gehirn auf elektromagnetische Frequenzen, die ihm von außen „angeboten" werden und die im richtigen Frequenzbereich liegen, reagiert. Auch hier liegt also eine Resonanzwirkung vor.[27]
Durch die Erhöhung der Schumann-Frequenz beginnen sich unser Gehirn und unser ganzes Körper-Geist-System, den neuen Gegebenheiten anzupassen. Wir sind auf dem besten Weg, einen

neuen, höheren Bewusstseinszustand zu erreichen. Diese Anpassung hat aber auch zur Folge, dass uns die momentane Zeit chaotisch, unruhig und teilweise bedrohlich vorkommt. Aber keine Angst, dies geht vorüber.

Viele Menschen nehmen diesen Vorgang intuitiv wahr, können aber nicht zuordnen, warum ihnen bspw. alles so schnelllebig erscheint. Einige spüren dies schon länger, andere fragen sich, warum sich ihre momentane Lebenssituation so „anders" darstellt. Auch wenn einige spirituell zugänglich sind, treffen sie ihre Entscheidungen momentan nicht mehr aus ihrem wahren Selbst heraus, sondern lassen dies ihr Ego für sie tun. Die Gedanken und Sorgen siegen über die Intuition. Dies ist auch der Grund, warum es ihnen schwer fällt, ihren eigentlichen Lebensplan zu erkennen und an der Energieerhöhung zu partizipieren, um so den Erfordernissen der neuen Zeit gewachsen zu sein. Mehr noch, ihr Ego manövriert sie Tag für Tag in Situationen, die ihnen eine klare Sichtweise auf das versperren, was im Leben wirklich wichtig ist.

Damit wir wieder eine klare Sicht auf unseren Lebensplan erhalten, unser energetisches Niveau ebenfalls erhöhen und mit diesem Tempo überhaupt Schritt halten können, ist es wichtig, dass wir erfahren, wer oder was unser wahres Selbst ist. Gleichzeitig sollten wir lernen, es zu lieben, zu achten und ihm die Aufmerksamkeit sowie das Vertrauen zu schenken, welches es verdient.

Wie im Kapitel VI erläutert, sind wir reine Energie, auch wenn sie sich aufgrund unterschiedlicher Informationen bei jedem von uns anders angeordnet hat. Und da auch alles um uns herum aus Energie besteht, ist es jetzt nachvollziehbar, dass wir ein kleiner, wenn auch bedeutender Teil eines großen Ganzen sind. Wir sind Teil der Schöpfung und Teil des Schöpfers, wir sind Individuum und Allsein zugleich. Wir sind Mitglieder der Lichtfamilie und tragen die Herzenergie, als Schlüssel für Veränderungen jedweder Art, in uns. Und obwohl wir ein Teil des Schöpfers sind, werden wir ein eigenständiges Individuum, sobald der Entschluss gefasst ist, das energetische Kollektiv der Lichtfamilie zu verlassen und als eigenständige Seele auf die Erde zu gehen. Dies dient unter anderem dazu, die Lichtfamilie in ihrer Entwicklung voranzubringen, was aber nur dann möglich ist, wenn wir als Teil von ihr neue Erfahrungen (Informationen) sammeln können. Deswegen hat jeder von uns, aufbauend auf positiven sowie negativen Erfahrungen, die seine Seele seit Anbeginn ihrer Existenz gemacht hat und die in unserer DNA gespeichert sind, einen unvergleichlichen Lebensplan. Außerdem gehe ich davon aus, dass basierend auf diesen Erfahrungen jeder Mensch sein ureigenes energetisches Informations- und Schwingungsmuster besitzt. Unseren jetzigen Lebensplan, als Abschnitt unserer Seelenentwicklung, verfolgen wir seit unserer Inkarnation, also dem Zeitpunkt, als wir uns entschlossen haben, aus dem großen Ganzen herauszutreten, um einen individuellen Pfad zu beschreiten. Beim Menschwerden „vergisst" unsere Seele aber alles, was sie bisher erfahren und gelernt hat, um vorurteilsfrei neue Erfahrungen sammeln zu können. Vergessen bedeutet aber nicht, dass diese Erfahrungen verloren sind. Sie sind immer im zeit- und raumlosen Nullpunktfeld vorhanden und werden beim Inkarnieren wieder im neuen, physischen Speicher, der DNA, abgelegt. Den Zugang zu diesem Speicher erhalten wir, wenn unser wahres Selbst und unsere Herzenergie zusammenarbeiten. Dies mag sich schwierig anhören, ist aber einfacher als gedacht. Denn wir müssen uns nur vergegenwärtigen, dass wir mit den Kräften des Schöpfers ausgestattet sind. Denn wir sind ja ein Teil von ihm. Und das energetische Niveau, welches momentan auf der Erde vorherrscht, dient vor allem dazu, schneller in unsere bewusste Schöpferkraft zu kommen und die Zusammenarbeit unseres wahren Selbst mit unserer Herzenergie so ausbauen zu können, dass wir zur zukünftigen Entscheidungsfindung unser gedankengesteuertes Ego beiseitelassen können. Erkennen wir dies, so können auf Seelenebene unseres wahren Selbst schneller als jemals zuvor unterschiedlichste Informationen abgerufen werden. Dies ermöglicht uns, unsere Selbstheilungskräfte durch die Aktivierung der Herzenergie noch zielgerichteter zu aktivieren, negative Lebensaspekte noch schneller ins Positive zu transformieren, um so eine Neuausrichtung unseres Lebensplans vornehmen zu können.

Den Wunsch, „Schöpfer" zu sein, sein Leben in die eigenen Hände zu nehmen und es gleichzeitig positiv zu gestalten, hat wahrscheinlich jeder von uns! Aber was hält die meisten Menschen davon ab, diese Positiv-Transformation zu beginnen? Sie müssen doch nur Ihrem wahren Selbst genügend Beachtung schenken. Das wahre Selbst, das im Unterbewussten alle Geschicke lenkt und welches, schenkt man ihm die nötige Beachtung, der Garant für Ruhe, Entspannung, Glück, Erfolg und Gesundheit ist.
Dem wahren Selbst aber die Beachtung zu schenken, die es verdient, ist für die meisten Menschen einfacher gesagt als getan und stellt eine Hürde dar, die momentan noch viele für unüberwindbar halten. Nicht nur das, sie haben geradezu Angst davor, diese neue Erkenntnis zuzulassen und umzusetzen. Denn ihre immer präsenten Gedanken verhindern den Dialog mit ihrem wahren Selbst und machen es so fast unmöglich, eine Neuausrichtung ihres Lebensplans vorzunehmen, um endlich den Ballast loslassen zu können, der sich über viele Jahre des momentanen Seins und etlichen Vorleben, die die Seele bewusst durchlebte, angehäuft hat.
Viele Menschen entwickeln sogar große Ängste vor einfach zu bewältigenden Veränderungen. Dies geht so weit, dass sie lernen, mit dem ganzen erdrückenden sozialen, seelischen und körperlichen Ballast umzugehen oder sich sogar mit diesem identifizieren. Aus diesem Grund haben sie Angst vor dem Unbekannten, vor der Leichtigkeit und auch vor dem Leben, welches sie eigentlich führen wollen, und befinden sich so in guter Gesellschaft mit vielen anderen. Die Identifikation mit Stress, Kummer und Schmerzen ist für viele, so paradox dies klingen mag, zum Lebensinhalt geworden.
An einen Klienten erinnere ich mich besonders. Seine Lebenssituation war geprägt von Selbstaufgabe und Selbstaufopferung für Familie, Job, Freunde und Bekannte.
Er hatte nie gelernt, „Nein" zu sagen und hatte das Gefühl, immer den Wünschen seiner Umwelt entsprechen zu müssen. Dieses Aufopfern, ohne die eigenen Bedürfnisse zu erkennen und auch einmal für sich da zu sein, gipfelte unter anderem in unerträglichen Knieschmerzen. Ein Zeichen dafür, dass irgendetwas

sein persönliches Weiterkommen, seine eigene Entwicklung behindert. Als gläubiger Christ war es für ihn schon eine Herausforderung, jemanden aufzusuchen, der sich mit etwas befasst, wofür früher Menschen durch die heilige Inquisition gerichtet wurden. Nach einem ausführlichen Gespräch, der Analyse seiner Situation und einer energetischen Behandlung waren seine Knieschmerzen deutlich besser und ein paar Tage darauf völlig verschwunden.

Eine ganze Weile nach der Behandlung kontaktierte er mich erneut – immer noch überrascht von dem Ergebnis – und stellte mir folgende Frage: „Ich bin immer noch total überwältigt von deiner Arbeit, aber sag einmal, die Schmerzen kommen doch wieder, oder?"

Ich sagte ihm, wenn er möchte, dass sein Knie wieder schmerzt, dann möchte er doch bitte in seine Garage gehen und sich dort mit einem Hammer aufs Knie schlagen. Dann kämen die Schmerzen augenblicklich zurück.

Augenscheinlich schien ihm ohne seine Schmerzen etwas zu fehlen.

Es dauerte noch ein paar Sitzungen, bis er erkannte, dass er auch einmal für sich selbst da sein und die Liebe, die er anderen zuteilwerden lässt, auch sich selbst entgegenbringen darf. Er lernte auch, den Wünschen seiner Umwelt nicht immer entsprechen zu müssen und das erste „Nein" auf die Frage, ob er noch dies und das schnell erledigen könne, war wie eine Befreiung für ihn. Mittlerweile führt er ein glückliches Leben bestimmt von der Liebe zu sich und zu seinen Mitmenschen, der Begeisterung für das, was er erreichen kann, dem Vertrauen in den Schöpfer und in sein wahres Selbst, dass seine Entscheidungen richtig sind. Das Ganze ummantelt mit der Zuversicht, dass ihn auch Rückschläge nicht von seinem selbstgewählten Weg abbringen, alles zu seinem Lebensplan gehört und der Schöpfer ihm immer mit Rat und Tat zur Seite steht.

Seine Knieschmerzen sind bis heute nicht wiedergekommen.

Dieses Beispiel ist eines von vielen und zeigt deutlich, dass Selbstliebe für die meisten von uns und insbesondere für gläubige Christen ein Tabuthema zu sein scheint. Einige Gründe dafür sind sicherlich historisch bedingt und ein Resultat dessen, wie wir erzogen wurden, was uns gelehrt wurde und was wir in unserem/unseren Leben erfahren durften. Doch dazu im nächsten Kapitel mehr.

IX. DIE FÜNF KATALYSATOREN DES GLÜCKS

Das Streben nach Glück ist für viele Menschen zum wesentlichen Lebensinhalt geworden. Viele suchen ihr Glück. In der Liebe, im Beruf, in der Familie und sogar im Spiel. Allen gemeinsam ist, dass sie ihr Glück im Außen suchen.

Alles Äußere ist aber extrem schnell vergänglich. Auch wenn Liebe, Familie, Beruf oder das Spiel zu scheinbarem Glück führen können, dann meist nur für einen kurzen Moment, der den Bedarf an weiteren Glücksmomenten weckt und das Streben danach zur Manie werden lässt. „Dieser glückliche Moment hat sich ja so gut angefühlt. Ich will mehr und mehr dieser Momente erleben." Was aber ist das Manische an dieser Situation?

Als Manie (altgriechisch μανία – maníā: Raserei, Wahnsinn) bezeichnet man eine oft in Phasen verlaufende mentale Störung. Man versucht euphorisch, mit allen Mitteln seine Ziele zu erreichen. Das „normale" Empfinden ist weitgehend ausgeschaltet.

Gemäß dem aktuellen Stand der schulmedizinischen Forschung entsteht Manie durch eine zu hohe Konzentration der Neurotransmitter und Stresshormone Noradrenalin und Dopamin. Diese Hormone sicherten uns früher das Überleben, indem sie den Körper in Alarmbereitschaft und in die Lage versetzten, in Bedrohungssituationen blitzschnell zu reagieren. Mit stark angespannten Muskeln und Sehnen und besonders wachem Geist konnten wir dem angreifenden Tier entfliehen.

Diese schulmedizinischen Erkenntnisse sind auch aus komplementärmedizinischer Sicht nachvollziehbar, da die Glücks-Manie eine gedankliche Belastungssituation darstellt, bei der unsere Gedanken ständig darum kreisen, wie wir unser Glück in der Liebe, der Familie, dem Beruf etc. finden können. Dieser gesteigerte Antrieb lässt unser Körper-Geist-System nie zur Ruhe kommen, da auch unsere Tiefschlafphasen durch die rege Arbeit unseres Unterbewussten extrem verkürzt werden. Metaphorisch gesprochen fliehen wir ständig vor der Erkenntnis, dass wir das Glück nicht außen, sondern nur in uns selbst finden.Ohne diese Einsicht befinden wir uns immer auf der Flucht vor unserem wahren Selbst. Wenn wir unser Glück aber ständig nur außen suchen und es uns nicht gelingt, es dauerhaft zu finden, kommt dies einer immerwährenden geistigen Bedrohungssituation gleich, deren Stress sich auch körperlich auswirkt und uns zermürbt und krank macht. Was die Evolution als Schutzmechanismus vorsah, bringt uns heute, da die körperliche Bedrohung weitgehend weggefallen ist, mehr Schaden als Nutzen.

Aber wie sollen wir glücklich sein und Glück aus uns selbst erwachsen? Wie kann ich das Glück aktivieren, wenn ich allein oder mit meiner Familie zerstritten bin? Wenn ich wenig Geld für die schönen Dinge des Lebens, eine schwere Krankheit oder im Beruf keinen Erfolg habe? Alles, was wir sind, alles, was uns umgibt, die ganze Welt, alle Sterne und das Universum, besteht, wie wir bereits wissen, „nur" aus Energie und Information.

Um dauerhaft aus unserem Selbst heraus glücklich zu sein, benötigen wir wenig, nämlich nur die richtigen Katalysatoren, also Aktivierungsenergien, um das Glück in uns wachzurufen. Genau genommen benötigen wir dazu deren fünf (siehe Diagramm).

Katalysatoren des Glücks

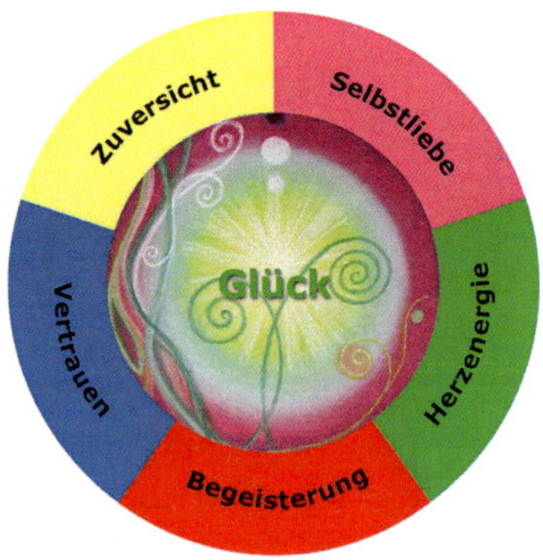

1. Selbstliebe

Selbstliebe ist die uneingeschränkte Annahme seines wahren Selbst in allen Belangen. Es ist also gut so, wie man seinem Ursprung nach ist. Dies ist jedoch nicht damit zu verwechseln, was Erfahrungen aus Vorleben und aktuelle Lebensumstände aus einem aus heutiger Sicht „gemacht" haben.

Verschiedene Glaubenssysteme gaukeln uns auch heute noch vor, dass Selbstliebe mit Egoismus und Narzissmus gleichzusetzen sei. Nächstenliebe und Gottesliebe sind immer gewollt, aber sich selbst zu lieben, das entspräche nicht der Norm. Dabei ist die Selbstliebe ein gewichtiger Faktor, lieben zu können und geliebt zu werden sowie im weitesten Sinne ein Gebot Gottes. Sie ist das energetische Bindeglied, der energetische Kanal zu unseren Mitmenschen und zu unserem Schöpfer. Niemand ist perfekt, und unsere kleinen Fehler und Schwächen machen uns auch für andere annehmbar.

Betrachten wir die christlichen Glaubenssysteme etwas genauer, so existiert dort das göttliche Gebot: „Liebe deinen Nächsten wie dich selbst." (Lev. 19,18)

Legen wir dies im Sinne eines gütigen und liebenden Schöpfers aus, bedeutet es nichts anderes als: Du kannst deine Mitmenschen erst dann mit all ihren Fehlern und Unzulänglichkeiten annehmen, wenn du es auch bei dir kannst. Entdecke die (Un) Vollkommenheit deines wahren Selbst und sieh, wie sie sich in deinen Mitmenschen widerspiegelt! Liebe dein Selbst, so wirst du um deiner selbst willen geliebt und wirst auch das Selbst der anderen lieben können!

Wer also sein wahres Selbst erkennt, es annimmt wie es ist, es lieben lernt und auf diese Weise in einen inneren Dialog mit ihm treten kann, der wird ein Leben führen können, wie er es sich bisher so nur in seinen schönsten Träumen vorgestellt hat.

2. Herzensenergie

Die vom Herzen ausgehende Energie ist die „kosmische Lebensenergie", die alle regulatorischen Aufgaben in unserem Körper-Geist-System übernimmt. Sie wird vom Herzchakra empfangen und ans Herz weitergeleitet. Neuesten Erkenntnissen zufolge können wir das Herz mit seinem eigenen Nervensystem, das unabhängig vom Gehirn Informationen verarbeiten kann, als ein zentrales Steuerorgan unserer Körperabläufe betrachten, das die Basis für eine Regulation im Körper bildet. Es ist also mehr als sinnvoll, sprichwörtlich auf sein Herz zu hören. Doch das haben wir seit Jahrtausenden fast verlernt. Die ständigen Geräusche unserer Gedanken überlagern die Stimme unseres Herzens und erschweren so der Herzensenergie, die restlichen Körperzellen zu erreichen.

Wer seine Gedanken abstellen kann und sich auf seine Herzensenergie konzentriert, wird Glück empfinden, sein Selbst in allen Belangen neu wahrnehmen und es zur Selbstheilung anregen.

3. Begeisterung

Begeisterung ist ein Synonym für Enthusiasmus. Dieser Begriff hat seinen Ursprung im Griechischen: ἔνθεος / entheos (zusammengesetzt aus den beiden Wörtern ἔν = in und θεος = Gott) bedeutet „von Gott erfüllt". Der Schöpfer mit all seiner Liebe und Freude wohnt also in uns.

Somit können wir Begeisterung als göttliche Freude darüber interpretieren, was erschaffen oder erlebt wurde oder noch erschaffen und erlebt wird. Die wahre, göttliche Begeisterung ist frei von Einflüssen unserer Gedanken und somit unabhängig von unserem Ego.

Wahre Begeisterung erleben wir mit unserer Seele, unserem wahren Selbst. Sie erfasst jede Zelle in uns, und augenblicklich schwingen wir auf der Frequenz der Begeisterung. In dieser Schwingung können wir uns auch an kleinen Erfolgen und Dingen erfreuen. Begeisterung treibt uns an, mehr von dem erleben zu wollen, was wir gerade erfahren haben. Sie wird zum göttlichen Motor in uns.

4. Vertrauen

Vertrauen in die Führung des göttlichen Schöpfers, also in unsere innere Führung, ist eigentlich nicht schwer. Wir müssen nur akzeptieren, dass wir ein Teil der Schöpfung sind und dass in uns das Licht des Schöpfers brennt. Wer vertraut und in diesem

Vertrauen Verantwortung für sich übernimmt, kann den Schöpferfunken des Vertrauens zu einer lodernden und wegweisenden Flamme wachsen lassen.
Nehmen wir zusätzlich alles um uns herum als Teil der Schöpfung und somit als Verwandtschaft unseres Selbst an, was zugegebenermaßen nicht immer einfach ist, können wir auch das Andersartige akzeptieren und auch mal fünf gerade sein lassen.
Vertrauen ist ein aktiver Katalysator, aus dessen Prozess die Zuversicht erwächst.

5. Zuversicht

Das Vertrauen in die Führung des Schöpfers schafft Zuversicht für alles, was vor uns liegt. Wir können alles aus unserer inneren Stärke heraus meistern. Rückschläge und Niederlagen schrecken uns dann nicht mehr ab. Denn wir wissen intuitiv, dass alles zu unserem Lebensplan gehört und uns unserem wahren und höheren Selbst ein Stück näher bringt. Es erfordert ein wenig Übung, diese fünf Katalysatoren einzusetzen.
Mit der richtigen Anleitung ist dies jedoch gut zu bewältigen. Das Ergebnis ist ein glückliches, zufriedenes und gesundes Leben aus seinem wahren Selbst heraus.
Diese Anleitung stellt für Sie das Quantum Purification®-System dar. Nutzen Sie es, um den oder die Katalysatoren zu aktivieren, die Ihnen noch zu Ihrem persönlichen Glück fehlen. Die fünf Katalysatoren sind Bestandteil der 33 Heil- und Transformationssequenzen.
Wer die Kraft der Transformation jetzt schon erleben möchte, der kann sich auf meiner Homepage (www.quantum-purification.de) das Video „Die wahre Kunst, glücklich zu sein – die fünf Katalysatoren des Glücks" anschauen. Wer sich das Video für unterwegs auf sein Smartphone oder seinen Tablet-PC herunterladen möchte, der kann dies mit folgender Software gerne tun:
http://free-youtube-download.softonic.de
Sie werden während des Schauens feststellen, wie gut Ihnen diese Heil- und Transformationssequenzen tun. Seien Sie gespannt darauf, was Sie erleben, wenn Sie QPS zusammen mit diesen Sequenzen anwenden!

X. ERKENNTNISSE DER NEUEN ZEIT

Viele „Zweifler“ an alternativen Heilverfahren und Traditionalisten der Schulmedizin sehen in der Alternativmedizin eine spirituelle Modeerscheinung, die, wenn es nach ihnen geht, bald wieder verschwunden sein sollte. Das Gegenteil ist aber der Fall. Ich selber erlebe in meinen Seminaren und Coachings einen sehr großen Zulauf von Menschen, die endlich Selbstverantwortung übernehmen wollen, um sich so ein gesünderes und zufriedeneres Leben zu verwirklichen.
Wie aber können diejenigen, die alles das anzweifeln, dazu bewogen werden, ein wenig über den Tellerrand hinauszuschauen, um ein harmonisches Miteinander von Schulmedizin und Komplementärmedizin zu ermöglichen?
Das, was ich in Gesprächen immer wieder höre, ist: Ergebnisse komplementärmedizinischer Verfahren sind reiner Zufall, nichts ist beweis- oder messbar. Laut der aktuellen Rechtsprechung, welche sehr stark beeinflusst ist von längst überholten Vorstellungen und nicht zuletzt von der Pharmaindustrie, die per se schon kein Interesse an einem aufgeklärten Menschen haben kann, ist dem auch so. Vergleichbar ist die heutige Situation mit der zur Zeit Galileo Galileis. Seine Behauptung, dass sich die Erde um die Sonne dreht und nicht umgekehrt, hätte er fast mit seinem Leben bezahlt. Nur ein Abschwören seiner Erkenntnisse vor Vertretern der gängigen Lehrmeinung ersparte ihm den Tod. Heutzutage wird zwar niemand mehr zum Tode verurteilt oder körperlich gefoltert, die gerichtliche Anordnung von Zwangsgeldern kann aber Existenzen und das Leben an sich zerstören. Zusätzlich stellt das öffentliche Bloßstellen als esoterischer Spinner, Scharlatan oder Gesundheitsgefahr eine Art psychischer Folter dar.

Der Satz: „Es kann nicht sein, was nicht sein darf“, spiegelt das Dilemma kurz und knapp wieder.
Ich selber weiß, dass alternative Heilmethoden funktionieren. Die für mich beste Nachweismethode sind die Ergebnisse, die die Teilnehmer durch das Aktivieren Ihrer Selbstheilungskräfte in meinen Seminaren und Coachings erzielen und die zur Verbesserung ihrer Lebenssituation beitragen.
Und auch für alle, die nicht an die Wirkung alternativer Heilmethoden glauben, ist die Zeit gekommen, die alten Glaubenssätze über Bord zu werfen, denn man kann die Selbstheilungskräfte des Körpers sehr wohl messen und sie sind auch im Ergebnis darstellbar.
Ein Seminarteilnehmer erzählte mir, dass er den Vertrieb für ein Gerät der Medizinproduktklasse 2a verantwortet, mit dem die Selbstregulation des Körpers gemessen werden könne. Dieses Gerät (ReguVita Su_empathy) wird weltweit schon zur diagnostischen Unterstützung in vielen Kliniken erfolgreich eingesetzt. Schulmediziner haben mittlerweile anerkannt, dass das Gleichgewicht der vegetativen Regulation (Homöostase) die grundsätzliche Voraussetzung für Gesundheit und Wohlbefinden ist. Alle Störungen im funktionellen Zusammenspiel der Organsysteme erzeugen vegetative Energieblockaden, die sich anfangs als Befindlichkeitsstörungen und später als Funktionsstörungen zeigen und die sich nachfolgend zu schwerwiegenden oder lebensbedrohlichen Erkrankungen entwickeln können, so Dr. Michael Süß, der Entwickler des Su_empathy-Systems.
Vegetative Regulationsstörungen dominieren heute in immer stärkerem Maß die Beschwerdebilder in der Arztpraxis. Das bekannteste Beispiel ist der Burn-out.
Und obwohl die Zahl der Zweifler und Traditionalisten noch in der Mehrheit ist, etablieren sich komplementärmedizinische Heilweisen wie bspw. das Quantum Purification®-System als begleitende, moderne Behandlungsangebote für Funktionsstörungen und chronische Erkrankungen sowie deren Prävention.
Wäre es nicht ein wünschenswerter Zustand, wenn sich Schulmediziner und Anwender der neuen Heilweisen zum ganzheitlichen Wohle ihrer Patienten/Klienten zusammenschließen würden?

Würden Ärzte zusätzlich zu ihrem „normalen" Behandlungsangebot eine Regulationsdiagnostik mit Systemen wie Su_empathy durchführen, dann könnten die daraus gewonnenen Ergebnisse als Grundlage für ergänzende komplementärmedizinische Anwendungen dienen.
Wie aber kann man sich solch ein kombiniertes Behandlungsmodell vorstellen?

– Auszug aus einem wissenschaftlichen Artikel
von Dr. Michael Süß –

Dr. Michael Süß, der Entwickler des Su_empathy-Systems, beschreibt das Ganze wie folgt:
Dieses Modell stellt nicht das Symptom, sondern den Menschen in seiner Gesamtheit in den Mittelpunkt. Auf der Grundlage der Systemtheorie, die auch auf biologische Systeme übertragen werden kann, bildet der Mensch in seiner bio-psycho-sozialen Wechselwirkung ein biologisches System. Alle ganzheitlichen Behandlungsansätze sind demnach systemische Behandlungsansätze. Zu einer systemischen Therapie gehört auch eine systemische Diagnostik. Eine solche Diagnostik kann sich nicht an einem einzelnen Organ orientieren, sondern an Parametern, die eine ganzheitliche Aussage ermöglichen. Ein solcher Parameter ist der Tonus der neurovegetativen Regulation, der aus der Sinusarrhythmie des Herzens abgeleitet werden kann. Die respiratorische Sinusarrhythmie ist ein direktes Abbild der Aktivität des Parasympathikus und rückt damit das vegetative Nervensystem in das Zentrum der Betrachtungen.
Die vegetative Bioregulation spiegelt sich im Regulationsverhalten des kardiorespiratorischen Systems.
Im Mittelpunkt von ReguVita Su_empathy steht die Analyse der Variabilität des Herzrhythmus, als Ausdruck der Interaktionen zwischen Herz und Gehirn. Dieses Phänomen der Herzfrequenzvariabilität ist als respiratorische Sinusarrhythmie (RSA) bekannt. Mithilfe der neurovegetativen Regulationsdiagnostik kann die Dynamik des vegetativen Nervensystems so hinreichend genau analysiert und beurteilt werden. Wird neben der Variabilität des Herzrhythmus auch der Verlauf der Atmung und

der arterielle Blutdruck mit erfasst, können anhand der Breite der Variabilität regulative Beeinträchtigungen und Blockaden frühzeitig erkannt werden. Werden als weitere Parameter Body-Mass-Index, Hüfte-Taille-Index, skalierte Schmerzstärke sowie die momentane emotionale Befindlichkeit einbezogen, dann lässt sich eine systemische Aussage zum Zustand der neurovegetativen Regulation und damit über den Energiestoffwechsel und das allgemeine kardiovaskuläre Risiko ableiten.
Wenn über einen längeren Zeitraum ständig Anforderungen an das Biosystem Mensch gestellt werden, Erholungs- und Entspannungsphasen ausbleiben, gerät das innere Gleichgewicht in eine Schieflage. Die Regulationsbreite wird eingeschränkt, die Reserven werden aufgebraucht und der Austausch von Lebensenergie findet nur noch vermindert statt. Ein andauernder Sympathikotonus und dauerhafte Glukokortikoid-Aktivierung stehen für Stressbeanspruchung und Stressfolgeerkrankungen wie bspw. eine Burn-out-Symptomatik.
In der heutigen Zeit sind es nicht körperliche Belastungen, die die Gesundheit der Menschen gefährden, sondern mental-emotionale Belastungen in Form von Stress, die oftmals in Verbindung mit Bewegungsmangel und falscher Ernährung einhergehen. Aber auch eine falsche Atmung oder ständig negative Gedanken haben eine Auswirkung auf die Qualität der vegetativen Regulation.
Die Ergebnisse von Neurowissenschaft und Emotionsforschung konnten zeigen, dass das vegetative Nervensystem nicht nur das grundlegende Regulationssystem im menschlichen Organismus ist, sondern auch das Bindeglied zwischen der seelisch-emotionalen und der körperlichen Ebene. Im englischsprachigen Raum wird diese Interaktion als „Mind-Body Connection“ bezeichnet. Nach der Polyvagal-Theorie [S. Porges] kann gezeigt werden, wie Gedanken und Emotionen die vegetative Regulation beeinflussen. Wird der Stress zu groß, sucht sich die dauerhaft belastete Seele ein Ventil. Dieses findet sie auf körperlicher Ebene, z. B. in Form von Bluthochdruck, Herz-Kreislauf- und Stoffwechselerkrankungen, Allergien oder sogar Krebs.

– Auszug Ende –

Diese Ausführungen von Dr. Michael Süß zeigen deutlich, wie wichtig es ist, den Menschen als Einheit von Körper, Geist und Seele zu sehen und neueste wissenschaftliche Erkenntnisse in die Behandlung dieser Einheit zu implementieren.
Die Erkenntnisse der modernen Quantenphysik bestätigen genau dies und zeigen auf, dass jedes Lebewesen und jedes Objekt seine ureigene Energie und somit sein eigenes Schwingungsmuster hat. Im ursprünglichen Zustand ist jedes Schwingungsmuster in seiner eigenen Harmonie. Wir sind also im Einklang mit uns selbst und anderen. Wir können so mit unseren Mitmenschen harmonieren.
Durch negative Erfahrungen in der Kindheit, Schule, Ausbildung/Studium und später im Beruf haben wir jedoch sehr oft verlernt, uns positiv auszudrücken und positiv zu denken.
Getreu dem Motto: Wenn ich das Schlimmste befürchte, und es tritt nicht ein, so bin ich froh, dass es so gekommen ist. Tritt es jedoch ein, so war ich ja darauf vorbereitet und das Ganze erscheint mir als nicht mehr so schlimm.
Und genau hier steckt der Teufel im Detail.
Ungeachtet dessen, dass auch jedes Wort, jede Emotion, jede Handlung und jeder Gedanke ihre eigene Schwingungsenergie und Schwingungsmuster haben, laufen wir sehenden Auges in unser Verderben. Denn denke ich immer nur negativ, wird das Negative auch eintreten.
Dass positive Gedanken andere Schwingungsmuster hervorrufen als negative, konnte der Japaner Masaru Emoto mit seinen Wasserversuchen nachweisen. Fror er bspw. energetisch wertvolles und chemisch reines Bergquellwasser ein, so hatten die Kristalle eine wunderbar gleichmäßige Struktur. Betrachtete man hingegen die kristalline Struktur eingefrorenen Wassers, welches in Wasserwerken chemisch aufbereitet wurde, durch ein Mikroskop, so sah man eine ungleichmäßige, ja, fast zerstörte Eiskristallstruktur.
Die Energie dieses Wassers ist somit sehr gering. Wohingegen die des Bergquellwassers den Namen Lebensspender durchaus verdient.
Einer seiner nächsten Versuche bestand darin, Wasser von außen

zu beeinflussen. Da jedes Wort, jede Emotion und jeder musikalische Ton eine eigene Frequenz, also ein eigenes Schwingungsmuster hat, wollte Emoto beweisen, dass damit die Struktur des Wassers verändert werden kann.
Entnimmt man einer Flasche Wasser ein Glas Wasser und stellt es vor eine Gruppe von Menschen und bittet sie, dem Wasser positive Gedanken zu schicken, dann zeigt sich eine wunderbar sechseckige kristalline Struktur der Eiskristalle. Nimmt man wiederum ein Glas Wasser aus derselben Flasche und bittet die gleiche Gruppe, diesmal das Glas Wasser mit negativen Gedanken zu versehen, so entsteht beim Einfrieren eine total zerstörte Struktur der Eiskristalle.
In seinen Versuchen war immer deutlich zu sehen, dass mit positiven Worten, Haltungen oder Gedanken ein schöneres Ergebnis zu erwarten war als bei negativen Gedanken wie Verweigerung, Hass oder auch Zweifel.[17]
Übertragen wir diese Erkenntnisse auf uns Menschen, dann ist es bei einem Lebewesen, welches zu mehr als 60 % aus Wasser besteht, nicht verwunderlich, dass Gedanken Veränderungen, positive wie negative, in unserem Körper-Geist-System hervorrufen können.
In der Bioresonanztherapie macht man sich die Erkenntnis, dass gegenläufige Schwingungen Blockaden auflösen können, schon seit Längerem zunutze. Über spezielle Verfahren werden Krankheiten und Fehlfunktionen des Körper-Geist-Systems anhand disharmonischer Schwingungsmuster (Frequenzen) erkannt, um dann durch Interferenz mit der gegenläufigen Schwingung die krankhaften Schwingungen aufzuheben und die Krankheit zu „löschen". So wie die Lieblingsmusik einen Komapatienten aufwachen lassen kann, also die vertraute Musik die energetische Blockade der Bewusstseinsstörung, welche den Patienten im Koma festhält, beseitigt.
Da, wie Sie bis jetzt ja schon mehrfach gelesen haben, alles um uns herum und natürlich auch wir selbst aus Energie und Information bestehen, sollen Ihnen die nachstehenden Kapitel die Möglichkeit eröffnen, energetische Blockaden bei sich selbst und anderen zu lösen, um so festgefahrene Energien wieder

zum Fließen zu bringen. Mithilfe der 33 Heil- und Transformationssequenzen stehen Ihnen ab Kapitel XXI energetische Helfer zur Verfügung, um die Blockaden zu identifizieren, welche sich energetisch in Ihrem Körper-Geist-System festgesetzt haben. Über die Schwingungen der Affirmationen, Bilder und Gedichte, wird dann in Verbindung mit dem QPS ein gegenläufiges Schwingungsmuster erzeugt, um Ihre Blockade auflösen zu können. Doch jetzt ist es an der Zeit, dass Sie lernen, Ihr energetisches Heilpotential zu entfalten. Es war schon immer in Ihnen drin. Nutzen Sie es!

XI. DER ERSTE SCHRITT ZUR AKTIVIERUNG IHRER SELBSTHEILUNGSKRÄFTE

Sie haben bis hierher schon eine Menge über Energien und Schwingungen, Interaktion von Herz zu Herz und Informationen gelesen, die sich mit theoretischen Hintergründen befasst haben. Lassen wir dem jetzt Taten folgen und beginnen wir mit dem ersten Schritt zur Aktivierung Ihrer Selbstheilungskräfte.
Wenn Sie mein Buch schon gekauft haben, dann legen Sie gleich die Basis für ein erfülltes und gesünderes Leben. Befinden Sie sich hingegen in einer Buchhandlung oder stöbern Sie online, möchte ich Ihnen, falls Sie noch zögern, eine kleine Entscheidungshilfe geben. Wenn Sie diese wenigen Euro investieren, so erhalten Sie den Zugang zu verbesserter Gesundheit, einer erfüllten Partnerschaft, guten schulischen Leistungen, einem erfolgreichen Studium, Ihrer Karriere und vielem mehr.
Vielleicht haben Sie schon gelesen oder von Freunden oder Bekannten gehört, dass man nur mit jahrelangem Meditieren zur Ruhe kommen kann, um so seine Ziele mit der daraus gewonnenen Kraft zu erreichen. Oder Ihr Verstand sagt Ihnen, dass nur Skalpell und Medikamente die einzig wirkungsvollen Heilmethoden für physische und psychische Gebrechen darstellen und dass es, von wenigen Wundern abgesehen, ein insgesamt schwieriger bis nahezu unmöglicher Vorgang sei, Selbstheilung zu erfahren. Die folgende kurze Übung soll Ihnen beweisen, dass es gar nicht so schwierig ist, wie viele behaupten.

Übung 1
Die kurze Gedankenstille/Gedankenlosigkeit
Inspiriert durch Eckart Tolles: „Der Torweg zum Jetzt"[14 25]

Hilfsmittel: Dieses Buch oder ein ähnlich umfangreiches Taschenbuch; max. 250 Seiten, damit es nicht zu schwer ist.
Anmerkungen: Suchen Sie einen ruhigen Ort auf. Sollten Sie in einer Bücherei sein, dann wählen Sie nach Möglichkeit den Leseplatz mit der größtmöglichen Ruhe.

Übungsdurchführung

Lesen Sie diese Übung zuerst durch und führen Sie sie dann wie beschrieben aus.
Setzen Sie sich, wenn nicht bereits geschehen, hin und lassen Sie dabei Ihre Füße parallel auf dem Boden ruhen. Öffnen Sie das Buch ca. in der Mitte und halten es mit Daumen und Zeigefinger der rechten Hand auf der rechten Seite und mit Daumen und Zeigefinger der linken Hand auf der linken Seite mittig fest. (Wenn Sie möchten, setzen Sie das Buch auf Ihrem Schoß oder Ihren Oberschenkeln ab.) Schließen Sie jetzt die Augen und behalten Sie sie während der Übung geschlossen. Nehmen Sie jetzt die Fingerspitzen von Daumen und Zeigefinger Ihrer rechten Hand wahr. Stellen Sie fest, welche Empfindungen Sie dabei haben.

a. Spüren Sie den Unterschied zwischen Einband und Seite?
b. Spüren Sie Wärme oder Kälte in Ihren Fingerspitzen?
c. Spüren Sie den Druck, der notwendig ist, das Buch mit den Fingerspitzen zu fixieren?

Nehmen Sie dies 30 Sekunden lang wertfrei wahr.
Das wertfreie Wahrnehmen ist deswegen wichtig, damit die Übung gelingt. Es setzt eine Akzeptanz der aktuellen Situation voraus und zwar genau so, wie sie in diesem Moment ist.

Ein Beispiel dazu:
Sie spüren Kälte in Ihren Fingerspitzen, weil Sie, aus welchem Grund auch immer, sehr oft kalte Fingerspitzen haben.
Warme Fingerspitzen wären Ihnen aber viel lieber. Akzeptieren Sie diese kalten Fingerspitzen in der aktuellen Situation einfach. Sollten Sie sich jetzt darüber ärgern, gelingt die Übung nicht, da Ärger ein negatives Gedankenmuster darstellt.
Und stellen Sie sich danach folgende Frage:
Bitte erst nach der Übung umblättern!

Welche Gedanken hatten Sie bei der Übung?
Ist es nicht so, dass für diesen kleinen Moment keine Gedanken da waren?
Ist es nicht erstaunlich, dass man durch einfaches Beobachten urplötzlich aufhören kann, zu denken, und dass diese Gedankenlosigkeit quasi als Nebeneffekt positive Empfindungen hervorgerufen hat?
Ist es nicht so, dass Sie ein Gefühl der Ruhe, inneren Frieden, Zufriedenheit, eine Art Leichtigkeit oder irgendein anderes positives Gefühl verspürt haben? Ich nenne dies die Wohlfühlphase des Quantum Purification®-Systems.
Diese Wohlfühlphase ist gleichzeitig ein Anzeichen dafür, dass Ihr vegetatives Nervensystem auf Heilung umschaltet. Es fängt an, die Strukturen im Körper zu reorganisieren, die nicht der ursprünglichen Ordnung entsprechen. Sie haben begonnen, Ihre Selbstheilungskräfte zu aktivieren.

Wiederholen Sie diese Übung jetzt siebenmal und gewinnen Sie so die nötige Erfahrung mit dem Zustand der Gedankenlosigkeit. Wenn Sie feststellen, dass Sie sich während des Wahrnehmens wieder in Gedanken verlieren, ist dies vollkommen in Ordnung. Beginnen Sie einfach von vorne.
Wenn Sie noch ein paar Schwierigkeiten haben, gestehen Sie sich lieber noch einen Tag zu, an dem Sie die Übung immer und immer wieder durchführen.
Es dauert manchmal eine gewisse Zeit, bis wir uns an den Zustand der Gedankenlosigkeit gewöhnt haben und unser „Wahres Selbst" über den Quälgeist in unserem Kopf, die Gedanken, siegt. Zu diesem Zeitpunkt ist mir nur wichtig, dass Sie erkennen, dass Sie – wie jeder andere – in der Lage sind, Ihre Selbstheilungskräfte zu aktivieren.
Wenn Sie die Übung 1 problemlos durchführen können, so lassen Sie uns nun die Übung ergänzen, um dadurch den Zeitraum der Gedankenlosigkeit zu verlängern.

Übung 2

Längere Gedankenstille/Gedankenlosigkeit

Hilfsmittel: Dieses Buch oder ein ähnlich umfangreiches Taschenbuch; ca. 250 Seiten, damit es nicht zu schwer ist.[26]

Anmerkungen: Suchen Sie einen ruhigen Ort auf. Sollten Sie in einer Bücherei sein, dann wählen Sie nach Möglichkeit den Leseplatz mit der größtmöglichen Ruhe.

Führen Sie wiederum die Übung 1 durch. Wenn Sie die Empfindungen der rechten Fingerspitzen festgestellt haben, dann gehen Sie ohne Pause zur linken Hand über.

Sollten Sie jedoch feststellen, dass Sie sich wieder in Gedanken verlieren, ist dies vollkommen in Ordnung. Beginnen Sie einfach von vorne.

Nehmen Sie jetzt die Fingerspitzen von Daumen und Zeigefinger Ihrer linken Hand wahr. Stellen Sie fest, welche Empfindungen Sie dabei haben.

a. Spüren Sie auch hier den Unterschied zwischen Einband und Seite?
b. Spüren Sie Wärme oder Kälte in Ihren Fingerspitzen?
c. Spüren Sie den Druck, der notwendig ist, das Buch mit den Fingerspitzen zu fixieren?

Nehmen Sie dies wiederum 30 Sekunden lang wertfrei wahr.

Nehmen Sie jetzt die Fingerspitzen von Daumen und Zeigefinger Ihrer rechten und der linken Hand gleichzeitig wahr. Stellen Sie fest, welche Empfindungen Sie dabei haben.

a. Spüren Sie gleichzeitig den Unterschied zwischen Einband und Seite auf beiden Seiten?
b. Spüren Sie Wärme oder Kälte in allen vier Fingerspitzen?
c. Spüren Sie den Druck, der notwendig ist, das Buch mit allen vier Fingerspitzen gleichzeitig zu fixieren?

Wie ist es Ihnen ergangen? Konnten Sie die Übung 2 problemlos durchführen und alle vier Fingerspitzen gleichzeitig wahrnehmen? Haben Sie festgestellt, dass die Wohlfühlphase immer länger und länger wurde?

Klasse! Sie sind auf dem richtigen Weg und wir können zur

nächsten Übung übergehen. Sie wird Ihnen sicherlich leichtfallen, da sie ähnlich der zweiten Übung ist, aber ohne Buch durchgeführt wird.
So können Sie diese überall, jederzeit und von anderen unbemerkt durchführen.

XII. DIE NÄCHSTE ÜBUNG ZUR AKTIVIERUNG IHRER SELBSTHEILUNGSKRÄFTE

Übung 3
Hilfsmittel: keine
Anmerkungen: Bitte auch hier alles wertfrei wahrnehmen
Diese Übung baut auf den beiden vorangegangenen Übungen auf. Sie stellt eine Kombination aus Wahrnehmung und Fingeryoga mit Mudras dar.
Mudras (aus dem Sanskrit, f., mudrā, urspr.: „Siegel, das Freude bringt“) sind dem eigentlichen Sinne nach symbolische Handgesten, welche im Alltag und auch im Spirituellen ihre Anwendung finden. Einige der vielzähligen Yoga-Richtungen schreiben ihnen eine stimulierende Wirkung auf unseren Organismus zu.[16]
Diese Kombiübung besteht darin, die eigene Wahrnehmung und Beobachtungsgabe zu schärfen und ist gleichzeitig ein Aktivator unseres Immunsystems. Sie stimuliert die Energiebahnen im Körper, die zur Thymusdrüse, dem Zentrum unseres Immunsystems, führen. Dazu aber später im Kapitel XIV „Die Herzenergie“ mehr.

Fingerhaltung zur Übung

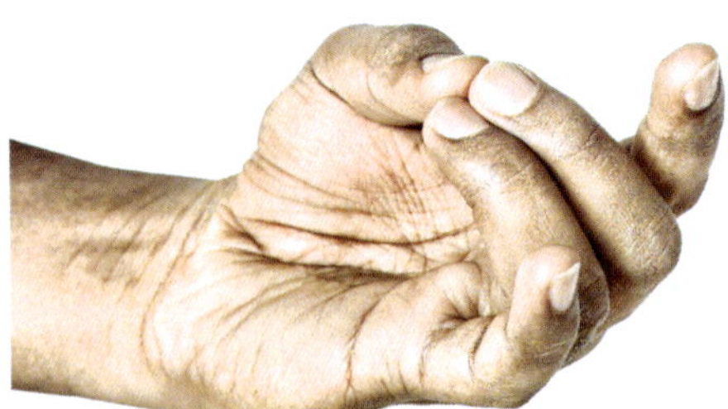

Übungsdurchführung

Lesen Sie diese Übung zuerst durch und führen Sie sie dann wie beschrieben aus:

Setzen Sie sich, wenn nicht bereits geschehen, hin und lassen Sie dabei Ihre Füße parallel auf dem Boden ruhen.

Bitte legen Sie jetzt die Spitzen der Daumen mit den Spitzen von Mittel- und Ringfinger zusammen. Die Hände liegen locker im Schoß oder auf den Oberschenkeln. Beide Hände berühren sich nicht. Schließen Sie jetzt die Augen und halten Sie sie während der Übung geschlossen.

A. Nehmen Sie jetzt die Fingerspitzen von Daumen, Mittelfinger und Ringfinger Ihrer rechten Hand wahr. Stellen Sie fest, welche Empfindungen Sie dabei haben.

a. Spüren Sie den Unterschied zwischen Berührung von Daumen und Mittelfinger sowie Daumen und Ringfinger?
b. Spüren Sie Wärme, Kälte, ein Kribbeln oder Pochen in Ihren Fingerspitzen?
c. Spüren Sie vielleicht den Puls in Ihrer Daumenspitze?

Nehmen Sie dies eine bis drei Minuten lang wertfrei wahr. Egal, welche Empfindung sich einstellt. Sie ist vollkommen in Ordnung. Lassen Sie Ihre rechte Hand in dieser Position ruhen und widmen Sie sich nun Ihrer linken Hand.

B. Nehmen Sie jetzt die Fingerspitzen von Daumen, Mittelfinger und Ringfinger Ihrer linken Hand wahr. Stellen Sie auch hier fest, welche Empfindungen Sie dabei haben.

a. Spüren Sie den Unterschied zwischen Berührung von Daumen und Mittelfinger sowie Daumen und Ringfinger?
b. Spüren Sie Wärme, Kälte, ein Kribbeln oder Pochen in Ihren Fingerspitzen?
c. Spüren Sie vielleicht den Puls in Ihrer Daumenspitze?

Nehmen Sie dies eine bis drei Minuten lang wertfrei wahr.

C. Nehmen Sie jetzt beide Hände bzw. alle sechs Fingerspitzen gleichzeitig wahr.

a. Spüren Sie den Unterschied zwischen dem Anliegen der Fingerspitzen der rechten und linken Hand?
b. Spüren Sie Wärme, Kälte, ein Kribbeln oder Pochen in Ihren Fingerspitzen an beiden Händen gleich? Oder gibt es Unterschiede?
c. Spüren Sie vielleicht den Puls in Ihrer Daumenspitze?

Nehmen Sie die sechs Fingerspitzen und die dabei entstehenden Empfindungen beider Hände drei bis fünf Minuten lang wertfrei wahr und verlängern Sie so Ihre Wohlfühlphase.

Auch hier gilt: Sollten Sie abgelenkt werden, dann finden Sie einfach wieder zum Beginn der Übung zurück.
Wenn möglich sollten Sie diese Übung zwei- bis fünfmal am Tag durchführen.

Meine Empfehlung an Sie ist es, mit dem Lesen des Buches hier zu stoppen, bis Sie Übung 3 problemlos und überall durchführen können. Dies kann nach drei bis sieben Wiederholungen oder erst nach der einundzwanzigsten Wiederholung der Fall sein. Setzen Sie sich nicht unter Druck. Je weniger Sie wollen, d. h., je weniger Sie Ihr Ego einsetzen, umso schneller gelingt es Ihnen!

Jetzt sollten Sie aber einen kleinen Blick zurück werfen. Schauen Sie sich an, was Sie in kurzer Zeit erreicht haben.
Sie können auf einfache Art und Weise Ihre Gedanken abschalten und so Ruhe und Entspannung finden. Ein tolles Ergebnis für eine solch kurze Zeit!
Außerdem haben Sie mit den Übungen 1 – 3 gerade den Grundstein gelegt, um sich ein komplett neues Leben aufbauen zu können.
Ein Leben voller Gesundheit, Freude, Erfolg und vielem mehr.
Um in der Sprache des Hausbaus zu bleiben, sei gesagt, dass sich die einzelnen Übungen, die hier im Buch dargestellt sind, wie die Bauteile eines Fertighauses zusammenfügen werden.
Bevor wir aber auf dem Grundstein ein richtiges Fundament gie-

ßen, die Wände zusammenfügen, das Dach anbringen und den Innenausbau beginnen, möchte ich auf den nächsten Seiten die wichtige Frage klären, was wir vom Leben eigentlich erwarten können.

Diese Übung eignet sich besonders gut, um in öffentlichen Verkehrsmitteln, bspw. auf dem Weg zur Arbeit, Uni oder Schule, oder in Meetings, in einer Schaffenspause am Arbeitsplatz oder beim Spazierengehen, bspw. in der Mittagspause, angewendet zu werden.

Sie ist aber auch ein idealer Helfer, um gut einschlafen zu können. Vielleicht erinnern Sie sich an meine Worte aus Kapitel XI, dass es einen Weg gibt, ohne sich jahrelang im Meditieren üben zu müssen, um schnell seine Selbstheilungskräfte zu aktivieren. Sie haben durch die ersten drei Übungen genau diesen Weg beschritten.

Denn genau wie beim „echten" Meditieren schaltet Ihr vegetatives Nervensystem durch diese Übungen auf Regeneration und Reorganisation um.

Es werden von unserem Körper die Neurotransmitter ausgeschüttet, die Wohlbefinden und Selbstheilung veranlassen.

Blockierte Energien fangen so wieder an, zu fließen, und wir fühlen uns ruhiger, entspannter und vor allem voller Lebensfreude.

XIII. WAS DAS LEBEN FÜR UNS BEREITHÄLT

Wir können im Leben das erreichen, was wir uns mit unserem wahren Selbst vorstellen können. Denn wir sind die Erschaffer unserer eigenen Realität.
Allerdings haben wir eine kleine Herausforderung zu meistern. Wir tendieren dazu, ständig Erwartungen an den Fortgang unseres Lebens zu stellen, ohne dafür die ein oder andere Leistung zu erbringen. Wir erwarten, dass unser Leben erfolgreich verläuft und wir gesund bleiben, ohne dabei zu beachten, dass man für den Erfolg einiges tun muss und dass bspw. Ernährung und der Umgang mit Suchtmitteln maßgeblichen Einfluss auf unser Leben haben.

Wird die Erwartung, dass auch uns ein erfolgreiches Leben offensteht, nicht erfüllt, so verfallen wir nicht selten in Selbstzweifel und zweifeln natürlich auch an der Liebe der Mitmenschen uns gegenüber.
Je mehr Erwartungen wir an andere, an uns selbst, das Leben allgemein oder den Beruf haben, die nicht erfüllt werden, desto größer ist die Gefahr, dass wir uns als Spielball und als Opfer äußerer Umstände betrachten.
Ein weiterer gewichtiger Punkt sind die Erwartungen unserer Umwelt und speziell die der Familie an uns. Wir werden schon im Kindesalter und teilweise weit davor mit ihnen konfrontiert.

Denn jeder hat in seiner Familie eine bestimmte Aufgabe zu erfüllen, die auch so in seinem Lebensplan festgelegt ist. Kommt ein neues Kind in die Familie, so hat sich seine Seele genau diese Familie ausgesucht. Beim Menschwerden „vergisst" die Seele

aber alles, was sie bisher erlebt und gelernt hat, um vorurteilsfrei neue Erfahrungen machen und auch seine Familienmitglieder auf ihrem Weg begleiten zu können. Denn wie jede vorher menschgewordene Seele auch, so hat auch diese eine bestimmte Aufgabe und spiegelt nicht selten das Verhalten ihrer Familienmitglieder so wider, dass diese ihr Verhalten erkennen und aufgrund dieser Erkenntnis ändern können. Sind die Eltern unruhig, ängstlich und angespannt, so wird auch das neue Familienmitglied genau diese Verhaltensmuster zeigen. Strahlen die Eltern jedoch Souveränität, Vertrauen, Ruhe und Gelassenheit aus, so wird dies auch vom Kind widergespiegelt werden.
Der aus Österreich stammende Psychologe Paul Watzlawick sagte einmal: „Man kann in der Wahl seiner Eltern nicht vorsichtig genug sein." Ich vermag nicht zu sagen, inwieweit diese Aussage spirituell geprägt ist, aber sie ist wahr. Das „vorsichtig" interpretiere ich wie folgt: Als Seele weiß man ja, worauf man sich einlässt. Und dieses Einlassen ist ein Prozess, den sich jede Seele vor der Menschwerdung sicherlich reiflich überlegt, gerade weil ihre Aufgabe in jeder Familie anders gelagert sein wird und von sehr schmerzlich bis unendlich schön ausgeprägt sein kann. Es ist aber ein dualer Entwicklungsprozess und reichert so den Erfahrungsschatz beider Seiten an.
So müssen wir Eltern zuerst Sicherheit im Umgang mit unseren Kindern erlangen und auch das Grundvertrauen, das immer vorhanden ist, Stück für Stück ausbauen.
In der heutigen, schnelllebigen Zeit müssen aber einige Eltern, und hier vor allem die Mütter, zuerst einmal eine Beziehung zum Neugeborenen entwickeln. Neben dem euphorischen Gefühl, das sich bei den meisten Eltern direkt nach der Geburt einstellt, kommt es auch vor, dass Mütter Zeit brauchen, bis sie ihr Kind bedingungslos annehmen und lieben können. Dies ist vor allem dann der Fall, wenn es Probleme während der Zeugung oder in der Schwangerschaft gab oder die Geburt an sich alles andere als problemlos verlief. Traumatische Erlebnisse führen nicht selten zu einer starken, aber vorübergehenden Ablehnung des neuen Erdenbürgers.
Bei Männern ist es etwas anders gelagert. Die meisten sind in der

ersten Zeit sehr stolz, einen Stammhalter oder eine kleine Prinzessin geschenkt bekommen zu haben. Geht aber etwas Zeit ins Land, so kann sich in der noch jungen Familie eine Konkurrenzsituation entwickeln, da er jetzt nicht mehr die ungeteilte Aufmerksamkeit seiner Partnerin genießt. Dies geht häufig damit einher, dass dem Kind unterbewusst der Vorwurf gemacht wird, seinen Platz eingenommen und die vor der Geburt harmonische Beziehung negativ beeinflusst zu haben.

Bei allem, was wir als Eltern denken, z. B. wie wir unseren Kindern gegenüber agieren und was wir ihnen an Energien entgegenbringen, müssen wir eines immer bedenken: Bis zum fünften Lebensjahr sind die Kinder ihren Bezugspersonen völlig ausgeliefert und das bewusste und unterbewusste Verhalten der Bezugspersonen prägt die Kinder in dieser Zeit besonders stark (Quelle: Ärzteblatt PP 5, Ausgabe Oktober 2006, Seite 455 v. Dr. Jürgen Wettig).[15] Es begünstigt so energetische Blockaden, die sich im Erwachsenenalter manifestieren und nicht selten zu psychischen oder physischen Erkrankungen führen.

Dr. Wettig geht in seinem Artikel sogar noch ein Stück weiter und schreibt: „Bereits der Moment der Befruchtung unterliegt ganz unterschiedlichen Bedingungen. Handelt es sich um ein Wunschkind, einen ‚Zufall' oder gar um die Folge sexueller Gewalt?"

Wie Sie bereits wissen, besteht alles aus Energie und Information und so ist es nicht verwunderlich, dass Emotionen – als eine der wichtigsten Energien in uns – zum Zeitpunkt der Befruchtung eine wichtige Rolle für die Entwicklung des neu entstehenden Körper-Geist-Systems spielen.

Wir als Erwachsene haben es also in der Hand, welchen energetischen und somit auch körperlichen und geistigen Start wir unserem neuen Familienmitglied ermöglichen. Kam es aber schon zu emotionalen, gedanklichen oder sogar körperlichen Zerwürfnissen während und nach der Geburt, so können wir dies nicht ungeschehen machen. Was wir tun können, ist, die dadurch entstandenen energetischen Blockaden aufzulösen, um unseren Kindern somit eine positive Entwicklung für ihr weiteres Leben zu gewährleisten. Ein positiver Nebeneffekt dabei ist, dass wir uns in diesem Prozess oft selbst besser kennenlernen und da-

durch auch bei uns Blockaden beseitigt werden. Dies wiederum fördert Harmonie und Wohlbefinden in der Familie allgemein und verbessert das Gleichgewicht unseres Körper-Geist-Systems beträchtlich.
Wenn Sie sich jetzt fragen, ob das jeder lernen kann, so möchte ich Ihnen Folgendes dazu sagen: Ja, es kann jeder erlernen und Sie sind auf dem besten Weg dazu!
Mein Sohn Julian beherrscht es, seitdem er fünf Jahre alt ist. Und nicht selten kommt er auf mich zu und bittet mich, das Quantum Purification®-System bei ihm anzuwenden. Nicht, weil er es nicht könnte, er mag einfach die besondere Nähe und Energie, die dabei entsteht und sein Körper-Geist-System in einen wunderbaren Zustand einer entspannenden Regulation und somit der Selbstheilung versetzt. Kinder haben sogar einen großen Vorteil gegenüber uns gedankengesteuerten Erwachsenen. Sie gehen ohne Vorbehalte an die Thematik heran, probieren vieles intuitiv aus und lassen es außerdem bedenkenlos zu! Kinder kennen in ihren ersten Lebensjahren keine Erwartungen. Erst wenn sie mit unseren konfrontiert werden, fangen sie an, selbst welche zu stellen.
Ohne Erwartungen zu agieren ist ein wichtiger Bestandteil des Quantum Purification®-Systems. Wenn wir das von uns angestrebte Ergebnis offenlassen, so kann viel mehr geschehen als wir mit unseren begrenzten Erwartungen erhofft hätten.
Wenn wir uns vom eigenen Erwartungsdruck und dem anderer freimachen, dann sind wir in der Lage, die Erwartungen auch an unser Umfeld zurückzustellen.
Wenn wir mit der Energie unseres Herzens in Liebe, Zuversicht, Nachsicht und Großmut agieren, so stellen wir schnell fest, wie das Positive zu uns zurückkommt.

XIV. DIE HERZENERGIE

Mit dem Herzen sehen, mit dem Herzen fühlen, Herzenswärme ausstrahlen, im Herzen berührt sein, auf sein Herz hören. All dies sind Aussagen, die uns allen sehr wohl bekannt sind. Doch was haben sie gemein? Sie beschreiben alle die Energie, die unserem Herz zu eigen ist, und zeigen auf, dass unser Herz Informationen aufnehmen, verarbeiten und weitergeben kann.
Schon die Lehren vieler alter Kulturen, bspw. die der Inder, Chinesen, Hopis, Mayas und Inkas, kannten bereits Energiewirbel des Körpers, von denen je nach Sichtweise sieben oder mehr am Menschen existieren. Die Inder nennen diese Energiewirbel Chakren, wobei Chakra als ein Wort des Sanskrits so viel wie Rad oder Wirbel bedeutet. Die Chakren bezeichnen demnach die sieben Energiezentren, aus denen unser Bewusstsein bzw. unser körpereigenes Energiesystem besteht.
Als Bestandteil unseres Bewusstseins sind Chakren zwar nicht physisch, haben jedoch eine unmittelbare Wirkung auf unseren physischen Körper. Durch unsere Gedanken, unsere Gefühle, jeden Bewusstseinszustand und jede Erfahrung, die wir machen, beeinflussen wir eines oder mehrere dieser sieben Chakren und somit auch die Körperregionen, die den einzelnen Chakren zugeordnet werden.
Schon vor über 5000 Jahren erkannte man, dass diese Chakren den Energiefluss unseres Körper-Geist-Systems regeln, und man nahm an, dass die Chakren die kosmische Lebens-Energie, das sogenannte Prana, aufnehmen. Diese Lebens-Energie wird über die unzähligen feinstofflichen Energiebahnen, im Sanskrit Nadis genannt, dem Körper-Geist-System zur Verfügung gestellt und ist der Aktivator einer jeden Zelle. In einigen der alten Schriften, bspw. den Brahmanas und den Upanishaden, findet das Prana

schon Erwähnung und man schreibt ihm auch die Fähigkeit zu, unseren Körper und damit jede Zelle mit Erkenntnis zu versorgen. So heißt es bspw. in der Kaushitaki-Upanishad: „Ich bin Prana, die Lebens-Energie. Als die aus Erkennen bestehende Seele (Atman), als Leben, als Unsterblichkeit verehre mich."
Die Parallelen zu Rupert Sheldrakes Forschungsergebnissen über die Körperfelder (vgl. Kapitel VII) können nicht rein zufällig sein. Auch die Ergebnisse von Professor Popp (vgl. Kapitel VI) untermauern das, was schon seit tausenden Jahren bekannt ist.
Man wusste also schon früher, dass alles aus Energie und Information (Erkennen) besteht.
Das Herzchakra als viertes Chakra zeigt uns dies deutlich. Erstens ist es der Mittelpunkt aller Chakren und steht mit diesen in einer innigen Verbindung, zweitens strömt aus ihm die universelle Liebe, jene machtvolle Energie, die in der Lage ist, alles zu durchdringen, und alles zum Positiven transformieren kann. Auch wenn Herzchakra und Herz von der Lage her nicht vollständig übereinstimmen, denn es ist zwar auf derselben Höhe des Herzens, aber etwas weiter rechts, eher in der Mitte des Körpers zu finden, so ist doch eine sehr starke energetische Verbindung vorhanden.
Die Hauptthemen des Herzchakras sind:
Bedingungslose Liebe und Selbstliebe, Hingabe, Selbstlosigkeit, Heilung, Einfühlung und Mitempfinden.
Gemäß den altindischen Lehren beeinflusst das Herzchakra maßgeblich unsere Immunabwehr, denn eine seiner Hauptaufgaben ist es, die kosmische Lebensenergie an die Thymusdrüse und den Plexus Cardiacus (das Nervengeflecht des Herzens) weiterzuleiten.
Die Thymusdrüse (aus dem Griechischen: Thymos = Lebensenergie), die quasi als Nebenprodukt aus Übung drei wieder aktiviert wurde, produziert T- und B-Lymphozyten für unsere Immunabwehr und „lehrt" sie, zwischen körpereigenen und körperfremden Zellverbünden zu unterscheiden. Sie wächst bis zur Geschlechtsreife stetig und bildet sich dann langsam zurück. Bei großem Stress und schweren Krankheiten schrumpft sie überproportional stark und kann somit weniger Abwehrzel-

len produzieren. Abwehrzellen, die für unsere Gesundheit aber zwingend notwendig sind.

Grafik: Lage der Thymusdrüse

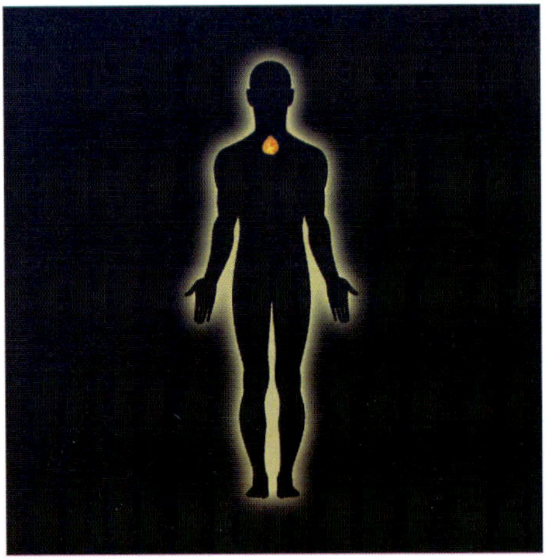

Der Plexus Cardiacus ist für die vegetative Versorgung des Herzens zuständig und damit unter anderem für die Beeinflussung der Herzfrequenz.
In der Medizin bezeichnet der Begriff Herzfrequenz die Anzahl der Herzaktionen während einer bestimmten Zeiteinheit und stimmt in der Regel mit der Pulsfrequenz überein.
Der Plexus Cardiacus ist ein feines Nervengeflecht (Plexus) an der Basis des Herzens. Dieses Nervengeflecht erhält auch die Zuflüsse von sympathischen und parasympathischen Nerven.
Der Sympathikus ist ein Teil des vegetativen Nervensystems. Durch ihn werden vor allem die Körperfunktionen angeregt, die der Körper benötigt, um Leistung zu erbringen. Die Zahl der Herzschläge pro Minute erhöht sich. Insgesamt hat dies den Abbau von Energiereserven zur Folge.
Lassen Sie diesen Abschnitt doch bitte ein wenig auf sich wirken. Denn jetzt wird klar, warum Stress eine Abnahme unserer Lebensenergie zur Folge hat.

Grafik: Herz mit Nervengeflecht

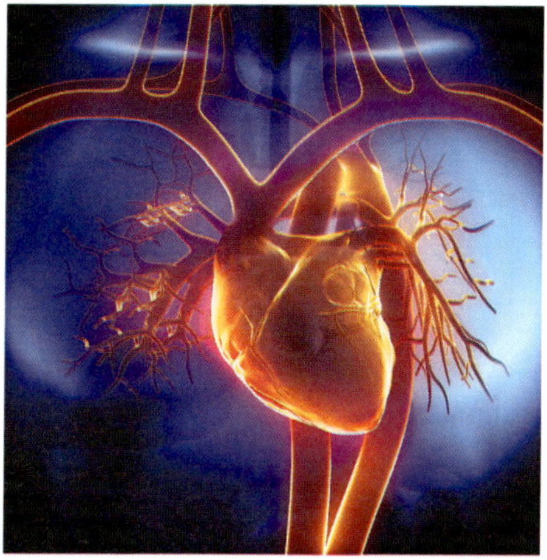

Denn Stress ist nichts anderes als eine evolutionäre Reaktion des Körpers bei Gefahrensituationen, mit dem Ziel, das Überleben zu sichern. Energiereserven werden bereitgestellt, um die Reaktionen zu ermöglichen, welche sich im Rahmen der Evolution als überlebenssichernd bewährt haben. Dazu gehören Angriff, Flucht oder Erstarrung. Übermäßiger Stress zapft unserem Körper solange die Energiereserven ab, bis dieser sprichwörtlich leer ist. Die Folge ist der totale Zusammenbruch des Systems, das Burn-out.

Der Parasympathikus ist ebenfalls ein Teil des vegetativen Nervensystems und der Gegenspieler des Sympathikus. Durch ihn werden vor allem die Körperfunktionen angeregt, die der Regeneration des Organismus und dem Aufbau von Energiereserven dienen. Er wird auch als „Ruhenerv" bezeichnet, da er der Regeneration, dem Stoffwechsel und dem Aufbau körpereigener Reserven dient. Er ist in unserem Körper-Geist-System für Ruhe, Erholung und Schonung verantwortlich.

Rufen wir uns jetzt noch einmal eine der Hauptaufgaben des Herzchakras in Erinnerung, nämlich die Aufnahme der kosmischen Lebensenergie sowie die Aufnahme von Informationen aus dem kosmischen Feld und deren Weiterleitung an den Ple-

xus Cardiacus und die Thymusdrüse, dann lassen die nachfolgenden wissenschaftlichen Erkenntnisse die heutigen, schulmedizinischen Lehrmeinungen wie Erkenntnisse des Mittelalters erscheinen, als man glaubte, dass die Erde eine Scheibe sei.
Neueste Untersuchungsergebnisse unseres Herzens zeigen nämlich, dass es eine viel zentralere Rolle in unserem Körper einnimmt, als nur Pumpmechanismus zu sein.
Eine energieorientierte Medizinrichtung, Energie-Kardiologie genannt, sagt, dass die Signale des Herzens regulatorische Aufgaben in unserem Körper wahrnehmen. Unser Herz stößt ständig Druckwellen, Töne, Licht, elektrische, magnetische und elektromagnetische Signale aus. Diese werden von allen anderen Körperzellen wahrgenommen. Im Video „The Living Matrix" erklärt Rollin McCraty, Director of Research Institute of Heartmath, dass das Herz das stärkste, rhythmische elektromagnetische Signal im Körper generiert. Dieses Signal zeigt je nach Gefühlslage ein anderes Muster. Positive Gefühle lösen geordnete, negative Gefühle hingegen ungeordnete Muster aus. Betrachtet man ein positives Bild, bspw. einen Sonnenuntergang, so sendet das Herz ein geordnetes Muster in Form einer Sinuskurve zu unserem Gehirn. Das Gehirn, das Nervensystem und der Rest des Körpers passen sich diesem Muster an. Man kann auch sagen, der Herzschlag synchronisiert alle Neuronen des Gehirns. Ein geordnetes (kohärentes) Schlagmuster des Herzens ist die Basis für eine gute Regulation des Körpers.[5 18 19]
Die innere Ruhe und Entspannung, die das Beobachten eines schönen Sonnenunterganges in uns hervorruft, haben fast alle schon einmal erlebt. Wir haben dieser jedoch nie die Beachtung geschenkt, die sie verdient hätte. In der Zeit des Beobachtens „vergessen" wir einfach unsere Alltagssorgen für einen kleinen Moment und sind unbewusst gedankenfrei, da hier alles aus unserem wahren Selbst heraus geschieht.
Eine Studie am Institute of Heartmath kam zu einem weiteren überraschenden Ergebnis.
Man wollte feststellen, wie bei Gedanken und Gefühlen die Interaktion von Gehirn und Herz abläuft. Dazu wurden mehrere Probanden auf folgende Art und Weise untersucht.

Über einen Monitor wurden jedem Probanden Bilder aus dem oberen und unteren Bereich der emotionalen Skala in einer zufälligen, nicht vorherbestimmbaren Reihenfolge gezeigt. Bilder des oberen emotionalen Spektrums waren Bilder von Sonnenuntergängen, freudigen Menschen und anderen schönen und gefühlvollen Dingen. Bilder, bei denen einem sprichwörtlich das Herz aufgeht.
Bei den Bildern, die den unteren Bereich der emotionalen Skala repräsentierten, handelte es sich um Bilder von Schlangenangriffen, Unfallopfern, Tod und allem, was Menschen negativ beeinflusst, erschreckt oder zutiefst betroffen macht. Und jeder kennt dieses Gefühl, wenn man einen Stich im Herzen verspürt oder es sich wie abgeschnürt anfühlt.
Um zu sehen, wie die Probanden auf diese Bilder reagierten, wurden sie an einem EEG (Technik zur Aufzeichnung der elektrischen Aktivität des Gehirns) und EKG (Technik zur Aufzeichnung der elektrischen Aktivität des Herzens) angeschlossen.
Das Ergebnis, welches in unzähligen Studien reproduziert werden konnte, war extrem überraschend.
Die Untersuchung zeigte, dass das Herz der einzelnen Probanden schon vor dem Sichtbarwerden der Bilder reagierte und somit auch die Reaktion des Herzens vor der des Gehirns erfolgte. Je nach Art des zukünftigen Bildes sendete das Herz eine andere Nachricht zum Gehirn. Geordnete Muster bei positiven Bildern, ungeordnete bei negativen. Dann erst erfolgte die Reaktion des Gehirns und darauf die des Körpers durch Ausschütten der entsprechenden Neurotransmitter. Anscheinend haben das Herz und das Gehirn, auch wenn es ein wenig später als das Herz reagiert, genau denselben Zugang zum oben beschriebenen, nicht an Raum und Zeit gebundenen Informationsfeld, wie es unser reines Bewusstsein hat. Denn die Informationen wurden ja schon vor ihrem Erscheinen auf dem Bildschirm empfangen und verarbeitet.[18] [19]
Subsumieren wir diese Erkenntnisse, dann ist es doch sehr wahrscheinlich, dass wir das Herz mit seinem eigenen Nervensystem, das außerdem Informationen unabhängig vom Gehirn verarbeiten kann, als ein zentrales Steuerorgan unserer Körperabläufe

betrachten können.
Ein zentrales Steuerorgan, das nach neuesten Erkenntnissen die Basis für eine Regulation im Körper bildet und nach 5000-jährigen Lehren für die Heilung zuständig ist. Ein Zufall? Wohl eher nicht.
Es ist also mehr als sinnvoll, sprichwörtlich auf sein Herz zu hören. Doch dies haben wir seit Jahrtausenden fast verlernt. Die ständigen Geräusche unserer Gedanken verdrängen nicht nur unser wahres Selbst, sondern überlagern auch die Stimme unseres Herzens und erschweren es so ungemein, dass die Herzenergie die restlichen Körperzellen erreicht.
In diesem Zusammenhang fällt mir ein Zitat von Antoine de Saint-Exupery aus seinem wunderbaren Buch „Der kleine Prinz" ein:
„Man sieht nur mit dem Herzen gut, das Wesentliche ist für die Augen unsichtbar."

Die kosmische Lebensenergie, die vom Herzchakra empfangen und ans Herz weitergeleitet wird, sowie das Verarbeiten der kosmischen Informationen des Nullpunktfeldes sind wichtige Punkte des Quantum Purification®-Systems. Durch Triangulation von Ankerpunkt, Resonanzpunkt und Herzenergie erreichen wir eine schnelle, einfache und sehr wirkungsvolle Aktivierung der Selbstheilungskräfte. Dies ermöglicht uns auch, blockierte Energien, aus denen Krankheiten entstehen oder schon entstanden sind, zu erkennen und wieder zum Fließen zu bringen.
Anker- und Resonanzpunkt dienen dazu, Ihr wahres Selbst zum Vorschein zu holen, indem Sie durch das Wahrnehmen der beiden Punkte Ihre Gedanken zum Schweigen bringen.
Schon bald lernen Sie, die Herzenergie als mächtiges Werkzeug einzusetzen und tiefgreifende Heilung zu erzielen.
Dies alles wäre nicht notwendig, wenn wir frei von den Gedanken wären, die Ängste, negative Emotionen und negative Gefühle hervorrufen. Wären wir uns immer der immensen Kraft der Herzenergie bewusst und wären wir der bedingungslosen Selbstliebe fähig, könnten Krankheiten als Folge von blockierten Energien unseres Körper-Geist-Systems gar nicht erst entstehen. Doch das ist einfacher gesagt als getan und wird meist vom

Quälgeist in unserem Kopf, den Gedanken, verhindert.
Die Gedankenstille und das Agieren aus unserem wahren Selbst heraus ist aber die Voraussetzung, dass man sein Herz wahrnehmen und mit aktivierter Herzenergie Selbstheilung bei sich und anderen initiieren kann.
In den vorangegangenen Kapiteln haben wir den Grundstein, die Bodenplatte, die Wände und das Dach zusammengefügt und Sie sind jetzt in der Lage, mühelos Ihre Gedanken zum Schweigen zu bringen und als Ihr „Wahres Selbst" zu agieren. Greifen wir also erneut in unseren QPS-Werkzeugkasten und fangen wir mit dem Innenausbau Ihres neuen Hauses, dem Aktivieren der Herzenergie, an.
Sie ist der wirkungsvollste Bestandteil des Quantum Purification® -Systems.
Die messbare Energie unseres Herzens ist mit 2,4 Watt weitaus größer als die unseres Gehirns und das dadurch erzeugte Magnetfeld sogar 5000 Mal stärker. Die Energie des Gehirns ist per EEG nur direkt am Kopf oder leicht darüber messbar. Im Gegensatz dazu ist das vom Herzen generierte Magnetfeld zwei bis drei Meter um uns herum mess- und nachweisbar.
Über diese Herzenergie kommuniziert unser Herz mit jeder Zelle in unserem Körper und kann diese durch die im Nullpunktfeld beinhalteten Informationen zur Selbstheilung anregen und so in ihren ursprünglichen Zustand zurückversetzen. Unser Herz kann aber nicht nur mit unseren eigenen Zellen interagieren. Es ist noch zu weit mehr fähig!

XV. WIE HERZEN MITEINANDER AGIEREN

Im Kapitel zuvor haben Sie sehr viel über die Energie und Fähigkeit unseres Herzens gelesen. Jetzt möchte ich noch einen Schritt weiter gehen und Sie in eines der wichtigsten Geheimnisse einweihen, die mir offenbart wurden. Untersuchungsergebnisse von Schwangeren zeigen, dass bei einer Mutter und ihrem ungeborenen Kind die Herzen oft im Gleichklang schlagen. Befragt man Schwangere, so berichten diese häufig, dass sie schon zu ihren ungeborenen Kindern eine besondere Verbundenheit verspüren und nicht selten Reaktionen des Fötus wahrnehmen, als wären es ihre eigenen. Ein Grund für diese intensive Verbindung könnte der synchrone Herzrhythmus sein. Ein weiterer ist sicherlich die energetische Verschmelzung von Mutter und Kind. Auch frisch Verliebte berichten, dass am Anfang einer Beziehung ihre Herzen im „Gleichklang" schlagen. Dies kann man aufrecht erhalten, man muss nur einiges in der Beziehung dafür tun. Wie Sie im vorigen Kapitel gelesen haben, sendet unser Herz ein zwei bis drei Meter im Umfang messendes magnetisches Energiefeld aus. Wenn ich also mit einem Klienten arbeite, so agiert mein Herzenergiefeld mit dem des Klienten, was mir eine zielgerichtete Aktivierung seiner Selbstheilungskräfte ermöglicht. Aber wie sieht das Ganze aus, wenn mein Klient und ich uns nicht gegenüberstehen? Wenn wir durch viele Kilometer getrennt sind? Wie Sie eingangs in Kapitel I gelesen haben, war es mir möglich, einer Freundin über die Entfernung von Berlin nach Ingolstadt zu helfen. Aber wie soll das funktionieren? Seit Einstein wissen wir, dass es weder Raum noch Zeit gibt. Es sind von Menschen geschaffene Gebilde, um sich besser in unserer Welt zurechtzufinden. In Kapitel VI habe ich Ihnen die Annahmen der modernen Quantenphysik nähergebracht, die besagen, dass alles um uns herum miteinander verbunden ist. Und weil dem so ist, ist es möglich, Informationen und Energie ohne Zeitverlust über unvorstellbar große Entfernungen zu übertragen. Alle Quanten, alle Energieteilchen um uns herum korrespondieren gleichzeitig miteinander. Dies ermöglicht uns auch, unser Herzenergiefeld zu kanalisieren und eine Art Energie- und Informations-Tunnel zu unserem Partner (Klienten bzw. Menschen, mit dem wir arbeiten wollen) aufzubauen. Man kann sich das ähnlich vorstellen wie das Stargate, bekannt aus der gleichnamigen Science-Fiction-Serie, mit dessen Hilfe es möglich ist, ohne Zeitverlust von Planet A zu einem über Tausende von Lichtjahren entfernten Planeten B durch Aufbau eines Energietunnels zu gelangen.

Das Heart-Gate – der Tunnel von Herz zu Herz

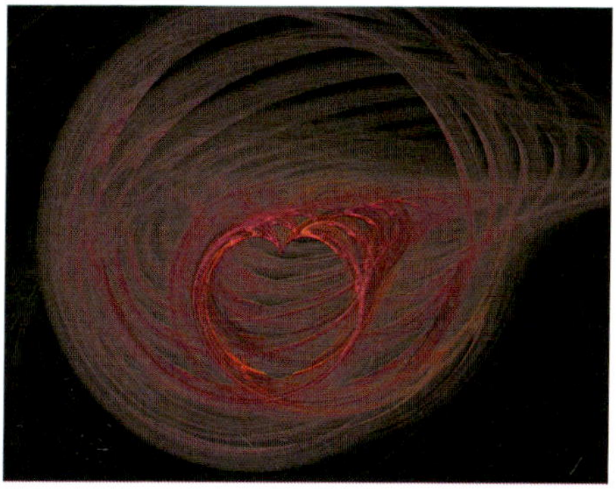

Eine ähnliche Technik machen wir uns beim QPS zunutze. Unser Herz kann mithilfe seines Nervensystems einen energetischen Tunnel von A nach B ohne Zeitverzögerung und ohne räumliche Beschränkung aufbauen. So ist es möglich, mit weit entfernten Menschen direkt in Kontakt zu treten, zu arbeiten und so zielgerichtet deren Selbstheilungskräfte zu aktivieren. Die eigene Herzenergie aktiviert dabei die des Gegenübers und stößt so die Transformationsprozesse an, die zur Heilung notwendig sind. Fangen wir jetzt damit an, dass Sie lernen, Ihre Herzenergie zu aktivieren.

Bitte gestatten Sie mir noch eine Anmerkung: Einige Kollegen des alternativmedizinischen Sektors propagieren, dass man mit einem Menschen ohne ihn zu fragen arbeiten kann. Man könne ja schließlich nichts falschmachen und bewirke mit der Heilung ja nur Positives. Dies sehe ich anders! Immer wenn sie mit jemandem arbeiten, ändert sich bei dieser Person etwas. Auch wenn immer nur eine positive Veränderung möglich ist. Aber vielleicht möchte diese Person dies gar nicht und zu ihrem Lebensplan gehört es, genau die Erfahrungen zu machen, die Sie mit der Heilung abwenden wollen. Deswegen meine Bitte, auch wenn es Ihnen noch so schwer fällt und Sie nur Gutes bewirken wollen. Fragen sie die Person bei der Sie QPS anwenden wollen.

XVI. DIE HERZENERGIE AKTIVIEREN

Bevor ich Ihnen zeige, wie Sie die Herzenergie im Quantum Purification®-System einsetzen können, bitte ich Sie, sich ihrer bewusst zu werden. In der folgenden Übung geht es darum, dass Sie erfahren, wie sich Ihre Herzenergie bei Ihnen bemerkbar macht. Ich spüre die Energie in meinem Brustkorb und es stellt sich ein Gefühl von wohltuender Wärme und unglaublicher Weite ein. So als ob man in die Fluten eines unendlich weiten Ozeans eintaucht, dessen warmes Wasser die Last des eigenen Körpers trägt. Bei Ihnen kann sie sich ähnlich oder auch ganz anders zeigen. Lassen Sie sich einfach überraschen.
Es werden Ihnen bei dieser Übung Farben vorgegeben. Sollten Sie keine Farbe oder eine andere Farbe „wahrnehmen", so ist dies vollkommen in Ordnung. Auch wenn Sie in Ihrer Herzgegend eine wohlige Frische verspüren statt eines warmen Gefühls, so ist das vollkommen okay.
Für das Wahrnehmen gibt es kein Richtig oder Falsch. Und bitte setzen Sie sich nicht selbst unter Druck. Sie machen sonst den gleichen Fehler, den ich beim Entwickeln dieser Übung gemacht habe. Denn auch bei dieser Übung gilt: „Je weniger Sie wollen, umso mehr erreichen Sie!"

Übung 4
Hilfsmittel: Stuhl mit Armlehnen und eventuell die Meditations-CD zur Aktivierung der Herzenergie (Informationen zur CD finden Sie unter www.Quantum-Purification.de).
Anmerkungen: Suchen Sie einen ruhigen Ort auf. Sie sollten nach Möglichkeit 20 – 30 Minuten nicht gestört werden.

Übungsdurchführung

Lesen Sie diese Übung zuerst durch und führen Sie sie dann wie beschrieben aus oder hören Sie einfach der Meditations-CD zu: Setzen Sie sich, wenn nicht bereits geschehen, hin und lassen Sie dabei Ihre Füße parallel auf dem Boden ruhen.

Schließen Sie während der Übung die Augen. Auch wenn Sie diese ohne CD und Schritt für Schritt durchführen.

1. Bringen Sie beide Hände so zusammen, dass sich die Fingerspitzen der jeweiligen Finger berühren und die Daumen parallel zueinander sind und die Daumennägel in Richtung Körper weisen.

2. Pressen Sie die Hände nicht zusammen, sondern lassen Sie einen kleinen Hohlraum zwischen Ihren Fingern und Handflächen entstehen.

3. Legen Sie Ihre so zusammengebrachten Hände jetzt in der Mitte Ihres Brustbeins ab. Die Daumen sollten jetzt genau auf Ihrem Herzchakra zu liegen kommen.

Erweiterung der Übung Gedankenstille

<u>Anmerkung:</u> Diese Übung gibt es als MP3-Download und CD. Sollten sie die CD oder den MP3-Download noch nicht besitzen, so eignet sich die Übung 4 auch hervorragend um sie zu zweit durchzuführen.

Lassen Sie diese Übung einfach von Ihrem Partner vorlesen und befolgen Sie seine Anweisungen. Die Angaben in Klammern sagen Ihnen wie lange Sie sich auf jedes einzelne Segment „konzentrieren“ sollen. Es macht aber Garnichts wenn Sie die Zeitangaben um ein paar Sekunden unter- oder überscheiten.

Sollten Sie alleine sein, so üben Sie die Abschnitte a-k einfach nacheinander. Jeder Abschnitt sollte dabei so lange wiederholt werden bis er wie von selbst abläuft. Es macht nichts wenn Sie die gesamte Übung mehrmals unterbrechen. Jeder Abschnitt alleine trägt dazu bei, dass Sie Ihrem Ziel, der „Aktivierung Ihrer Herzenergie“ Stück für Stück näher kommen. Sie werden schnell merken, dass die Abschnitte sinnvoll aufeinander aufbauen und einfach zu erlernen sind.

a) Spüren Sie, wie Ihre Daumen aneinander liegen.
Spüren Sie, wie sich Daumenspitzen und Nägel leicht berühren?
Spüren Sie vielleicht Kälte oder Wärme in Ihren Daumen?
Spüren Sie ein leichtes Kribbeln oder den Puls in Ihren Daumen?
Spüren Sie den Druck, den das gegenseitige Berühren der Daumen erzeugt?
Beobachten Sie einfach, was sich Ihnen zeigt.
Völlig wertfrei und ohne bestimmte Erwartungen.

b) Nehmen Sie jetzt Ihre Daumen von den Daumenspitzen bis zu den Handballen wahr.
Spüren Sie die Wärme und die Weichheit Ihrer Handballen (20 Sekunden wahrnehmen)?
Spüren Sie jetzt auf die gleiche Weise in die übrigen Fingerpaare hinein und beobachten Sie auch hier, was sich Ihnen zeigt.

c) Spüren Sie jetzt in Ihre Zeigefinger hinein (20 Sekunden wahrnehmen).

d) Spüren Sie in Ihre Mittelfinger hinein (20 Sekunden wahrnehmen).

e) Spüren Sie in Ihre Ringfinger hinein (20 Sekunden wahrnehmen).

f) Spüren Sie in Ihre kleinen Finger hinein (20 Sekunden wahrnehmen).

g) Spüren Sie, wie Ihre Daumen die Brust berühren (30 Sekunden wahrnehmen).

h) Nehmen Sie jetzt Ihre Fingerspitzen vom Daumen bis zum kleinen Finger wahr und zusätzlich, wie die Daumen die Brust berühren (30 Sekunden).

i) Stellen Sie sich jetzt vor, wie Sie bei jedem Atemzug gleißendes, grünes Licht durch die Öffnung zwischen Ihren Händen in Ihr Herzchakra einatmen.

Atmen Sie 7mal tief ein und wieder aus und stellen Sie sich vor, wie Ihr Herzchakra bei jedem Atemzug immer mehr und mehr mit diesem Licht angefüllt wird bis Ihr Herzchakra vollkommen mit grünem Licht erfüllt ist.
Atmen Sie weitere 7mal tief ein und wieder aus und stellen Sie sich vor wie Ihr Herzchakra überfließt und dieses grüne gleißende Licht, diese grüne gleißenden Energie an Ihr Herz weitergibt.

Spüren Sie jetzt schon ein Gefühl der inneren Ruhe und Ausgeglichenheit? Spüren Sie die Energie, die Kraft, die Wärme, die Ihr Herz ausstrahlt?

Nehmen Sie jetzt Ihren Herzschlag wahr und stellen Sie sich vor, wie jeder Herzschlag jede Ihrer Körperzellen mit Leben und Energie versorgt.

j) Stellen Sie sich vor, wie sich das grüne gleißende Licht mit jedem weiteren Atemzug in Ihrem ganzen Körper ausbreitet und alle alten, negativen Muster und Verkrustungen aus jeder einzelnen Zelle gelöst werden.

Stellen Sie sich jetzt vor, wie beim nächsten Ausatmen diese Verkrustungen aus Ihrem Mund geschleudert werden und in einem grünen Funkenregen verglühen.
Atmen Sie noch siebenmal tief und fest ein, lassen Sie die grüne Energie des Herzens sich in Ihrem ganzen Körper ausbreiten, sodass auch die restlichen Verkrustungen und negativen Muster aus Ihrem Körper transportiert werden und in einem grünen Funkenregen vor Ihrem Mund verglühen.
Spüren Sie jetzt noch einmal in Ihre Herzgegend hinein.

k) Spüren Sie jetzt noch einmal in Ihre Herzgegend hinein.
Wie stellt sich das Gefühl dar, welches Sie jetzt verspüren?

Empfinden Sie Liebe, Ruhe, Harmonie, Wärme, Kraft, Energie, Friede oder einfach nur ein wunderbar schönes Gefühl?
Das Gefühl, das Sie jetzt verspüren, ist Ihre Herzenergie!
Nehmen sie diese jetzt 60 Sekunden lang wahr.
Kommen Sie jetzt langsam ins Hier und Jetzt zurück.

Was haben Sie gespürt?

☐ Wärme	☐ Ruhe	☐ Entspannung
☐ Energie	☐ Friede	☐ Weite
☐ Innere Freude	☐ Entspannung	☐ Etwas anderes

Führen Sie diese Übung eine Woche lang mindestens einmal täglich durch. Denn auch bei dieser gilt:
Wir können den über Jahrtausende konditionierten Quälgeist in unserem Kopf nur dann zur Ruhe bringen, wenn wir unsere Verhaltensmuster ein klein wenig ändern.
Sollten Sie sich Ihrer Herzenergie bewusst geworden sein, dann können Sie mit der Übung im nächsten Kapitel fortfahren.
Haben Sie indes noch ein paar Schwierigkeiten, sich Ihrer Herzenergie auch im Alltag bewusst zu werden, dann führen Sie einfach die Übung 4 noch ein paar Mal durch, bis Sie sich ihrer ganz bewusst sind.
Nehmen Sie sich einfach die Zeit, die Sie benötigen. Dem einen fällt diese Übung leichter, der andere benötigt den einen oder anderen Tag mehr.

XVII. TRIANGULATION MIT HERZENERGIE – DAS QUANTUM PURIFICATION®-SYSTEM

Sie haben bis jetzt schon eine Menge erreicht!
Sie können Ihre Gedanken abstellen, Ihr Körper-Geist-System zur Regeneration anleiten und Sie beherrschen die Grundtechniken, um mit dem Quantum Purification®-System die Selbstheilungskräfte zielgerichtet bei sich und anderen zu aktivieren.
In den nächsten 15 Minuten erfahren Sie, wie man alle bisher erlernten Techniken kombiniert und wie genial es sich anfühlt.
Wie aber setzt man QPS nun zielgerichtet ein? Das Wichtigste dabei ist KPI. KPI bedeutet, eine klare, positive Intention zu formulieren. Sie dient als Vorgabe, was denn nun geschehen soll bzw. welche neue Realität (bspw. ein gesundes Körper-Geist-System) eintreten soll.
Alles, was Sie zukünftig erreichen sollten, sollte klar und positiv formuliert werden.
Worte wie schmerzfrei, krankheitsfrei, problemfrei klingen zwar beim ersten Hinhören positiv, sie sind es aber nicht. Man kann diese Worte auch anders ausdrücken. Bspw. „Ich möchte nicht mehr krank sein" oder „Ich möchte keine Schulterschmerzen mehr haben".
Aber auch dann steckt das Negative in der Aussage noch drin.
Sie sollten lernen, Ihre Wünsche bzw. Ihre Intention positiv zu formulieren. Etwa so: „Ich möchte gesund sein" oder „Meine Schulter soll gesund und beweglich sein."
Denn unser wahres Selbst kennt kein nicht.

Folgendes Beispiel soll Ihnen das Ganze erläutern:
Es ist schon eine Weile her, da war ich selbst Teilnehmer an ei-

nem Seminar. Durch Zufall kamen wir in einer kleinen Runde auf meine alternativmedizinische Arbeit zu sprechen, da eine Teilnehmerin berichtete, dass sie seit über 15 Jahren aufgrund einer Fehlstellung und -haltung mitunter sehr schmerzhafte Verspannungen im linken Schulterblatt hätte.
Zwischenzeitlich gelänge es ihr mittels regelmäßiger Übungen, den Schmerz im gut erträglichen Bereich (auf einer Skala von 1 – 10 bei etwa 0 – 3) zu halten. Ab und an geschieht es trotzdem, dass sie durch Stress, einseitige Belastung oder nächtliches Falsch-liegen wieder sehr starke Schmerzen verspüre. Diese bekäme sie dann im Zeitraum von ein bis drei Wochen nur durch intensive Übungen, Triggern des Schmerzpunktes und mitunter Krankengymnastik in den Griff.
Während des Seminars hatte sie seit zwei Tagen sehr starke Schmerzen (Skalenwert auf einer Skala von 1 – 10 bei etwa 8) im Schulterblatt.
Daraufhin bot ich ihr an, mit QPS den Versuch zu unternehmen, ihr Erleichterung zu verschaffen. Sie war zwar ein wenig skeptisch, ließ sich aber aus Neugierde ohne weitere Erklärungen einfach darauf ein. Nach der ersten Anwendung am Vormittag fiel ihr Schmerzpegel abrupt auf einen Skalenwert von 5, nach einer weiteren Anwendung am Nachmittag auf den Skalenwert 2 und im weiteren Tagesverlauf auf nahezu 0. Dieser Zustand hält bis heute an. Als wir anfingen, zu arbeiten, war ihr größter Wunsch, schmerzfrei zu sein. Ich erarbeitete mit ihr aber die Intention bzw. den Wunsch, eine gesunde und bewegliche Schulter zu haben. Erst als wir diese Intention als Ziel des QPS ausgesprochen hatten, fing ich an, mit ihr zu arbeiten.

Lesen Sie sich bei der folgenden Übung 5 wieder zuerst alles durch und befolgen Sie die Anweisungen Schritt für Schritt. Bedenken Sie auch hier, einfach das, was geschieht und sich Ihnen vor Ihrem geistigen Auge zeigt, zuzulassen und zu akzeptieren.

Übung 5
Triangulation mit Herzenergie – das Quantum Purification®-System:
Dauer: 15 Minuten
Hilfsmittel: Keine

Übungsablauf
Setzen Sie sich wieder bequem hin.
Stellen Sie beide Beine parallel zueinander.
Die Füße liegen ganz auf dem Boden auf.
Als ersten Schritt legen Sie fest, welches Thema (physisch oder psychisch) Sie angehen wollen.
Sind es Schmerzen oder Emotionen, die Sie positiv transformieren wollen?

1. Symptomatik
Legen Sie bspw. fest, dass Sie Ihre Rückenschmerzen oder die Wut auf jemand anderen positiv transformieren wollen.

2. Analyse
Analysieren Sie auf einer Skala von 1 – 10, welche Stärke Ihr zu transformierendes Thema hat. Dabei ist 1 gering und 10 sehr hoch.
Bspw.: Rückenschmerzen bei 7
Notieren Sie diesen Wert auf einem Blatt Papier.

3. Klare, positive Intention (KPI)
Formulieren Sie eine klare, positive Intention:
Bsp.: ein gesunder und beweglicher Rücken.
Beachten Sie auch hier: Keine Formulierungen wie frei von Schmerzen verwenden!

4. Den Ankerpunkt (A) suchen
Der Ankerpunkt dient dazu, den Kontakt mit sich selbst bzw. seinem Gegenüber (Partner, Klienten, etc.) aufzunehmen.

a. Schließen Sie dazu Ihre linke Hand und strecken Sie dann Ihren Zeigefinger aus.
b. Fahren Sie auf Ihrem linken Bein mit dem linken Zeigefinger vom Knie beginnend langsam in Richtung Ihres Beckens.
c. Finden Sie auf dem Weg vom Knie zum Becken einen Punkt auf Ihrem Bein, der Ihre Aufmerksamkeit erregt. Es kann sich wie ein Festkleben, eine magnetische Anziehung oder einfach nur wie ein verspannter, schmerzender Muskel oder ein Knubbel im Gewebe anfühlen.
d. Lassen Sie Ihren linken Zeigefinger auf diesem Punkt ruhen, bis die Übung beendet ist. Diesen Punkt bezeichnet man als Ankerpunkt.

5. Den Resonanzpunkt (R) suchen

Der Resonanzpunkt ist der Korrespondenzpunkt des Ankerpunktes und ermöglicht es, mit dem wahren Selbst zu kommunizieren. So können energetische Blockaden erkannt werden.

a. Schließen Sie nun Ihre rechte Hand und strecken Sie dann Ihren Zeigefinger aus.
b. Fahren Sie auf Ihrem rechten Bein mit dem rechten Zeigefinger vom Knie beginnend langsam in Richtung Ihres Beckens (der linke Zeigefinger ruht immer noch an derselben Stelle).
c. Finden Sie auf dem Weg vom Knie zum Becken einen Punkt auf Ihrem Bein, der Ihre Aufmerksamkeit erregt.
d. Es kann sich wie ein Festkleben, eine magnetische Anziehung oder einfach nur wie ein verspannter, schmerzender Muskel oder ein Knubbel im Gewebe anfühlen.
e. Lassen Sie Ihren rechten Zeigefinger auf diesem Punkt ruhen, bis die Übung beendet ist. Diesen Punkt bezeichnet man als Resonanzpunkt.

6. Herzenergie spüren

Die Herzenergie ist der Katalysator, um energetische Blockaden zu beseitigen.

a. Halten Sie immer noch beide Punkte fest in Ihrem Bewusstsein.
b. Atmen Sie jetzt fünfmal tief ein, sodass sich zuerst Ihr Bauch und dann Ihr Brustkorb füllt.
c. Spüren Sie, wie bei jedem Ausatmen Ihre Herzenergie stärker und stärker wahrnehmbar wird.

7. Triangulation

a. Schließen Sie jetzt Ihre Augen.
b. Verbinden Sie nun Anker- und Resonanzpunkt mental, indem Sie sich beider Punkte gleichzeitig bewusst werden. Vielleicht sehen Sie sogar eine energetische Verbindung oder Linie zwischen den Punkten.
c. Atmen Sie nun noch einmal tief ein und verbinden Sie beim Ausatmen mental Ihre Herzenergie mit den beiden Punkten A und R, indem Sie jetzt alle drei Punkte gleichzeitig wahrnehmen. Eventuell entsteht eine Art energetischer Dreiecksverbindung, die sich als helles Dreieck vor Ihrem geistigen Auge zeigt.
d. Halten Sie diese Verbindung solange wie möglich mental aufrecht.

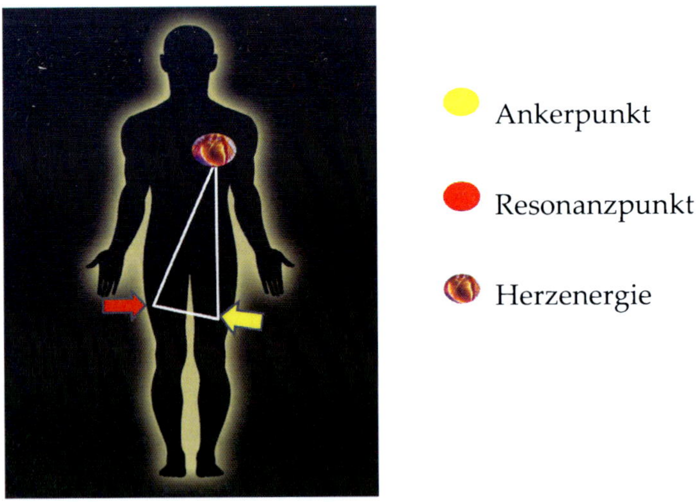

Sollte die Verbindung nur für einen kurzen Moment Bestand gehabt haben, so üben Sie einfach weiter. Mit ein wenig Übung können Sie schon bald die Dreiecksverbindung länger und länger aufrecht halten!

8. Transformation

Während Sie diese A-R-H wahrnehmen, formulieren Sie mit ihrem Bewusstsein bzw. Ihrem wahren Selbst folgenden Satz: Transformation zur Norm der Schöpfung.

Halten Sie weiter die Triangulation solange aufrecht, bis Sie bei sich eine Veränderung spüren. Diese kann sich in Form von Wärme, Kribbeln oder auch dem Verändern von Anker und Resonanzpunkt bemerkbar machen. Diese können sich auf einmal anders anfühlen, etwa weicher werden oder ganz aus Ihrem Bewusstsein verschwinden.

Wenn Sie sich unsicher sind, ob überhaupt etwas passiert ist (und glauben Sie mir, das ist am Anfang normal), beginnen Sie ab dem Punkt 7, Triangulation, von Neuem. Falsch machen können Sie nichts!

Wenn Sie etwas Übung im QPS haben, so merken Sie sehr schnell, welche Veränderung eintritt.

Wichtig ist aber auch hier, dass Sie alles so annehmen, wie es ist. Stellen Sie Ihre Erwartungen zurück und lassen Sie den Dingen ihren Lauf.

9. Resultat feststellen

Stellen Sie sich nun die Frage, wo Sie auf der Skala von 1 – 10 Ihr Thema jetzt einordnen würden.

Hat sich etwas verändert? Wie stark ist der Wert gesunken?

In seltenen Fällen kann es sein, dass sich die Symptome zuerst ein wenig verschlechtern. Dies ist ähnlich der Erstverschlimmerung in der Homöopathie. Sie müssen aber nicht besorgt sein. Dies geht schnell vorüber und zeigt Ihnen nur, dass sich Ihr Körper-Geist-System reorganisiert. Sollten Sie hingegen keine Veränderung feststellen, so denken Sie daran, dass diese auch später eintreten kann. Wie beschrieben hat es bei mir über zwei Stunden gedauert, bis meine Schmerzen im Knie verschwunden waren.

Sie haben nun den Grundstock dafür gelegt, bei sich und anderen tiefgreifende Selbst-Heilung initiieren zu können. Bedenken Sie aber immer Folgendes:
Sie können nicht heilen! Sie regen nur Ihre Selbstheilungskräfte und die des Menschen an, mit dem Sie arbeiten. Sich dessen bewusst zu sein, ist der Schlüssel dafür, dass Sie das akzeptieren können, was geschieht. Dadurch, dass Sie nicht heilen, können Sie auch nichts falsch machen. Sehen Sie sich als Wegweiser, als Begleiter und nicht als Heiler, der die entstandenen Erfolge für sich verbuchen möchte.
Sie können aber trotzdem stolz auf sich sein.
Denn Sie haben soeben das Quantum Purification®-System erfolgreich bei sich angewendet. Sie sind jetzt in der Lage, Ihr gesamtes Leben neu zu ordnen und Glück, Zufriedenheit, eine erfüllte Partnerschaft und natürlich auch Gesundheit zu erlangen. Das Ganze ist auch keine Zauberei, es funktioniert auch dann, wenn Sie anfangs skeptisch sind oder gar nicht daran glauben.
Auf einer Geschäftsreise 2013 zu einem internationalen IT-Meeting nach Lissabon traf ich viele wunderbare Menschen. Unter anderem auch einen leitenden Angestellten eines der größten Halbleiterunternehmen der Welt. Durch einen Zufall bekam er mit, wie ich einem Kollegen, der sich kurz zuvor die Schulter verrissen hatte, helfen konnte. Sein Interesse am Quantum Purification®-System war geweckt und wir kamen im Laufe der nächsten drei Tage immer wieder darauf zu sprechen. Sein Interesse war so groß, dass ich ihm, bevor er wieder nach London flog, die Grundtechniken beibrachte.
Ca. eine Woche später erreichte mich folgende E-Mail:
„Hey Ralf,
How are things? Have to tell you that I think you have changed me for life. I am still not sure about the things you showed me, but I have tried it on myself(!). Hard to believe this but I have had a problem with my foot for 3 years with daily pain, with one try of the technique I have had no pain in 3 days. I still find this hard to believe. I remain mystified, but very curious & a probable convert!!
Thank you again for opening my eyes … Best regards, M.“

Übersetzung:
„Hallo Ralf,
alles klar bei Dir? Ich muss Dir unbedingt schreiben, denn ich denke, dass Du mein Leben verändert hast. Die Dinge, die Du mir gezeigt hast, sind mir zwar nicht ganz klar, aber ich habe es bei mir selbst(!) ausprobiert. Kaum zu glauben, aber nachdem ich seit drei Jahren ein Problem mit meinem Fuß habe (mit täglichen Schmerzen), sind die Schmerzen nach einmaligem Anwenden der Technik seit drei Tagen vorbei. Ich kann es immer noch nicht glauben und das Ganze bleibt ein Rätsel für mich, aber ich bin äußerst neugierig und wohl ein Bekehrter!!
Vielen Dank, dass Du mir die Augen geöffnet hast.
Liebe Grüße, M.“

XVIII. DAS QUANTUM PURIFICATION®-SYSTEM BEI ANDEREN UND BEI TIEREN ANWENDEN

Bei Ihnen hat es wunderbar funktioniert und Sie sind jetzt wissbegierig, wie Menschen in Ihrem Umfeld oder auch Haustiere darauf reagieren?
Das ist nur zu gut nachzuvollziehen.
Um bei anderen Menschen die Selbstheilungskräfte zu aktivieren, verfahren Sie genauso wie bei sich selbst. Nur dass Sie Anker- und Resonanzpunkt am Körper oder im Energiefeld Ihres Partners suchen. Als Partner bezeichne ich den Menschen, dessen Selbstheilungskräfte Sie aktivieren wollen. Auch beim Arbeiten mit anderen ist es wichtig, dass Sie Ihre Erwartungen zurückstellen. Je mehr Sie erwarten, umso weniger geschieht. Erwartungen gehen von Ihrem Ego aus und behindern Sie dabei, zielgerichtetes QPS anzuwenden.
Im Umkehrschluss bedeutet das, dass Sie ohne Erwartungen Ergebnisse erzielen, die Sie nie für möglich gehalten hätten.

Übung 6
Hilfsmittel: Stuhl oder Ähnliches
Besonderheit: Üben am Partner oder an Tieren

Übungsablauf
Bitte führen Sie für sich alleine die Übung 5 (Herzenergie festigen) 5 Minuten lang durch.
Wenn Sie sich aller drei Punkte gewahr sind und diese schnell gleichzeitig wahrnehmen können, so müssen Sie die Übung 5 nicht noch einmal für sich durchführen. Je öfter Sie QPS praktizieren, umso sicherer werden Sie.

Wenden Sie sich nun Ihrem Partner zu. Lassen Sie ihn sich vor einen Stuhl oder Ähnliches stellen und erklären Sie ihm, dass er sein Thema nicht nennen muss. Es reicht, daran zu denken! Natürlich ist es sinnvoller dass Ihr Partner das Thema nennt welches ihn momentan am Meisten beschäftigt. Denn so ist es Ihnen möglich mit Ihm zusammen eine Klare und Positive Intention zu formulieren. Sollte Ihr Partner sein Thema nicht preisgegeben haben, so sollten Sie folgende KPI formulieren:
„Positive Transformation der primären energetischen Blockade."
Erklären Sie ihm weiterhin, dass er das, was geschieht, einfach geschehen lassen soll. Er kann ins Wanken geraten oder sanft nach hinten kippen. In seltenen Fällen kann die energetische Wirkung so stark sein, dass er schnell nach hinten oder sogar nach vorne kippt. Aus diesem Grund wähle ich immer die Schulter als Ankerpunkt und suche den Resonanzpunkt an der Hüfte oder im vorderen Energiefeld (Kopf- bis Beckenbereich) meines Klienten. So kann ich bei Bedarf seine Bewegungen steuern und ihn sanft auf den Stuhl gleiten lassen.

1. Symptomatik

Der Partner beschreibt oder denkt an sein Thema.

2. Analyse

Sie fragen den Partner, wo er auf einer Skala von 1 – 10 sein Thema einordnen würde. Dabei ist 1 gering und 10 sehr hoch.

3. Klare, positive Intention (KPI)

Formulieren Sie zusammen mit Ihrem Partner eine klare, positive Intention:
Bsp.: eine gesunde, bewegliche rechte Schulter.
Beachten Sie auch hier: Keine Formulierungen wie „frei von Schmerzen" verwenden!
Der Partner spricht für sich diese Intention laut oder in Gedanken aus. Und auch Sie formulieren sie in Gedanken.

4. Gedankenreise des Partners

Der Partner soll nun seinen Gedanken freien Lauf lassen. Lassen Sie ihn aus dem Fenster schauen, ein Bild betrachten oder den Klang eines Musikstückes wahrnehmen.

5. A- und R-Punkt suchen

Suchen Sie den Anker- und den Resonanzpunkt. Bspw. Schulterbereich (A) und Hüftknochen (R).

6. A- und R-Punkt verbinden

Spüren Sie jetzt mit Ihrem wahren Selbst den Anker- und Resonanzpunkt gleichzeitig.

7. Herzenergie H

Verbinden Sie sich mit Ihrer bzw. spüren Sie Ihre Herzenergie.

8. Triangulation (A-R-H)

Nehmen Sie den Ankerpunkt, Resonanzpunkt und die Herzenergie mit Ihrem wahren Selbst gleichzeitig wahr.
Auch hier kann sich Ihnen bei geschlossenen Augen eine energetische Dreiecksverbindung zeigen

9. Transformation

Während Sie A-R-H wahrnehmen, formulieren Sie mit Ihrem Bewusstsein bzw. Ihrem wahren Selbst folgenden Satz: Transformation zur Norm der Schöpfung.
Die Energie beginnt zu fließen und die Selbstheilung wird bei Ihrem Partner (und auch bei Ihnen) initiiert.

10. Resultat feststellen

Fragen Sie Ihren Partner, wo er auf der Skala von 1 – 10 sein Thema jetzt einordnet. Bitte beachten Sie, dass eine spürbare Wirkung direkt oder auch später eintreten kann.
Wenn Sie sich unsicher sind, ob alles „richtig" gelaufen ist, dann möchte ich Ihnen eines dazu sagen: Sie können den Vorgang beliebig oft wiederholen. Da Sie ja selbst nicht heilen, können Sie auch nichts falsch machen.
Allerdings merken Sie, ob die Selbstheilung initiiert wurde. Hat Ihr Partner geschwankt oder ist sogar nach hinten gekippt und in den Stuhl gefallen, so ist die Welle kollabiert und die Selbstheilung hat stattgefunden.

Bei Tieren sieht das Ganze ein wenig anders aus. Denn Tiere können Ihnen die Beschwerden und Themen nicht verbal mitteilen. Meistens erkennen Sie jedoch an ihrem Verhalten und an Bewegungsabläufen, wo die Beschwerden liegen oder Sie haben eine Diagnose vom Tierarzt. Beziehen Sie diese in Ihre Intention mit ein.
Beginnen Sie bei Tieren mit Punkt 3 des QPS und beenden Sie das System mit Punkt 9.
Sie merken übrigens sehr schnell, wie QPS bei Tieren ankommt. Die Atmung von Pferden (oder das ganze Pferd selbst) wird in den meisten Fällen ganz ruhig.
Sie müssen aber keine Angst haben, dass Pferde nach hinten umkippen! Bei Pferden bieten sich als Anker- und Resonanzpunkt Hals und Vorderhand im Bereich des Schulterblatts an.
Hunde legen sich hin und zeigen Anzeichen von tiefer Entspannung. Bei Katzen ist es ähnlich.

XIX. QPS BEI ARZT UND ZAHNARZT

Immer wieder werde ich in Coachings oder Seminaren gefragt, ob QPS auch bei Ängsten eingesetzt werden kann. Natürlich kann es das! Doch betrachten wir zuerst einmal die Angst evolutionsgeschichtlich. Sie spielt nämlich eine entscheidende Rolle als die Sinne schärfender Schutzmechanismus, welcher in Gefahrensituationen ein lebenserhaltendes Verhalten einleitet. Wir können aber davon ausgehen, dass Ärzte und Zahnärzte uns grundsätzlich nicht nach dem Leben trachten und uns eher wohlgesonnen sind. Trotzdem erstarren viele, vor allem Männer, wenn sie nur eine Nadel sehen. Andere wiederum brechen schier in Panik aus, wenn sie nur an den Zahnarzt denken, und das Geräusch des Bohrers hat die gleiche Wirkung wie früher der Anblick eines Tyrannosaurus Rex. Flucht! Konnte man früher den Gefahren mit ein wenig Geschick und Glück aus dem Weg gehen, so sollten die heutigen „Gefahren" in Form von Zahnarzt- und Vorsorgeuntersuchungen beim Arzt eher gesucht werden. Denn alles in allem kann man ihnen eine zahn- und gesundheitserhaltende Funktion zuschreiben. Auch wenn dies alles sehr logisch klingt und wir uns bei jedem Arzt- oder Zahnarztbesuch einreden, dass das alles ja nicht so schlimm ist, so können sich die wenigsten von einem zumindest seltsamen Gefühl freisprechen. Viele Patienten warten geradezu darauf, so paradox es klingen mag, dass Arzt oder Zahnarzt ihnen gleich Schmerzen zufügt. Dies führt dazu, dass sie sich immer mehr in eine Art Panik hineinsteigern und sich und dem behandelnden Arzt das Leben schwerer machen als notwendig. Gerade Zahnärzte wissen von diesem Dilemma und versuchen, ihre Patienten mit Musik, Düften und Videos abzulenken. Das ist sehr gut gemeint, funktioniert aber meist nur vordergründig.

Ich war selbst so ein angsterfüllter Patient, der sogar der Zahnhygienikerin, die bei mir dreimal im Jahr die Zahnreinigung durchführt, den unrühmlichen Beinamen „Quälfix" gab. Und das, obwohl die junge Dame sich jede erdenkliche Mühe gab, mir nicht wehzutun und meine Zähne wieder auf Hochglanz zu bringen. Ich wartete geradezu darauf, dass sie meine freiliegenden Zahnhälse mit dem Ultraschallgerät berührt und mir der Schmerz in Mark und Bein schießt. Und während ich den Schmerz erwartete, wurde mein Unwohlsein auf dem Stuhl immer größer und meine Hände immer kaltschweißiger.

Der Tag, als ich QPS zum ersten Mal beim Zahnarzt ausprobierte, sollte das alles ändern. Nachdem ich auf dem Stuhl Platz genommen hatte und die junge Dame ihre Vorbereitungen zur Zahnreinigung abschloss, begann ich, QPS zu praktizieren und ein energetisches Dreieck von meinem Herzen ausgehend zu meinen Händen, die auf meinen Oberschenkeln ruhten, zu bilden. Augenblicklich kam ich in einen tiefen Zustand der Entspannung und bevor ich mich versah, war der Unterkiefer gereinigt. Es hatte zwar hier und da ein wenig gezwickt, aber so schlimm, wie ich es in meiner Erinnerung hatte, war es bei Weitem nicht. Und das, obwohl sich dort meine empfindlichsten Zahnhälse befinden. Auch das Reinigen des Oberkiefers verging wie im Flug und lief ohne größere Schmerzen ab. Seitdem praktiziere ich QPS bei jedem Zahnarztbesuch und lasse mir sogar bei Behandlungen wie dem Reinigen tiefer Zahntaschen keine Betäubung geben. Auch Klienten und ehemalige Seminarteilnehmer berichten, dass ihre Besuche bei Ärzten und Zahnärzten viel entspannter und schmerzfreier ablaufen und viele sogar den Schrecken vor Nadeln verloren hätten.

Sollten Sie bspw. beim Blutabnehmen keinen Punkt auf dem Oberschenkel erreichen können, so benutzen Sie die Fingerhaltung aus Übung 3 im 4. Kapitel. Wenn Sie etwas geübter im QPS sind, werden sie nur noch diese Fingerhaltung nutzen, sollten Sie für sich QPS praktizieren. Denn sie ist in vielen Fällen einfacher und eignet sich vor allem für Übungen im Liegen.

Probieren Sie es einfach bei Ihrem nächsten Arzt- oder Zahnarztbesuch aus. Sie werden überrascht sein, wie gut es wirkt.

Anmerkung: QPS eignet sich auch sehr gut als OP-Vor- und Nachbereitung. Bei der Vorbereitung hilft es Ihnen, in Ruhe und Entspannung zu kommen und negative Gedanken und Emotionen an die OP zu vertreiben. Nach der OP kann es Ihnen bei Regeneration und Wundheilung helfen.

XX. UMGANG MIT EMOTIONALEN STÖRUNGEN

Sehr oft wissen wir nicht, warum wir uns so niedergeschlagen, leer oder ausgebrannt fühlen. Warum uns einfach nur zum Heulen zumute ist und wir träge und antriebslos unser Dasein fristen. Das ist auch ein Grund, warum ich Ihnen 33 Heil- und Transformationssequenzen an die Hand geben möchte. Mit ihnen lassen sich auch die energetischen Missstände zielgerichtet analysieren und über das QPS ins Positive transformieren, die sich emotional bemerkbar machen.

Die Kombination aus QPS und den 33 Heil- und Transformationssequenzen ist sehr einfach. Sie integrieren eine der Affirmationen (Erklärung dazu in Kapitel XXI), nämlich die, die Ihnen am meisten zusagt, einfach als Intention in das QPS.

Beispiel: Sie sind total unglücklich und haben die Transformationssequenz Nr. 15 (Glück) als Ihr Thema ausfindig gemacht. Eine der dazugehörigen Affirmationen lautet:

„Ich darf glücklich sein."

Legen Sie diese einfach im Punkt 3 des QPS als klare, positive Intention fest und beginnen Sie mit dem QPS.

Warum es 33 plus eine Heil- und Transformationssequenzen gibt und wie Sie das QPS durch die Arbeit mit diesen unterstützen, erfahren Sie ab Kapitel XXI.

XXI. WARUM 33 UND EINE HEIL- UND TRANSFORMATIONSSEQUENZ?

Wenn Sie sich jetzt fragen, warum Sie mit Heil- und Transformationssequenzen noch schneller an Ihr Ziel gelangen können, so möchte ich, dass Sie Folgendes verstehen. Unser Körper-Geist-System ist vielschichtig aufgebaut (schauen Sie sich zum näheren Verständnis das Bild der 10. Sequenz, Wahres Selbst, an) und man kann es sich wie eine Zwiebel oder Blütenknospe vorstellen. Hat sich eine energetische Blockade, bspw. hervorgerufen durch eine chronische Störung, in einer der tieferen Schichten manifestiert, so gilt es zuerst, die akute Störung in den darüber liegenden Schichten zu beseitigen (vgl. Kapitel IV). Unser wahres Selbst weiß genau, welche Störung zuerst beseitigt werden muss. Es zeigt Ihnen das durch die Auswahl der richtigen Heil- und Transformationssequenz an. Sehr oft ist die Blockade auch ganz anders gelagert, als Ihnen Ihr Verstand weismachen möchte. Vertrauen Sie nur Ihrem wahren Selbst, denn es ist in der Lage, zielgerichtet jede Blockade zu identifizieren.

Ein erster Schritt zur Blockadebeseitigung ist dabei das Erkennen und das sich Bewusstmachen des Themas, welches die Blockade hervorruft. Sobald Sie die Blockade in einer der oberen Schichten gelöst haben, kann die transformierende Energie sofort zu der Blockade vordringen und diese auflösen, die die Beschwerden verursacht.

Wenn Sie sich jetzt noch einmal in Erinnerung rufen, dass alles aus Energie und Information besteht, so werden Sie gleich verstehen, warum es genau 33 Sequenzen sind.

In der Numerologie, einer Lehre, die sich mit energetischen Strukturen auf Basis von Zahlen beschäftigt und genauso ihre Daseinsberechtigung hat wie jede andere Art der energetischen

Arbeit, wird die 33 als die Zahl der Universalität dargestellt. Sie vereint (Selbst-)Heilung, Wahrheit, Wahrnehmung, Intuition und Vergebung.
Je nachdem, welchen numerologischen Zweig man betrachtet, wird die 33 als Meisterzahl angesehen, da sie sich dreimal aus der eigentlichen Meisterzahl 11 bildet.
Die Energie der Meisterzahl 33 ermöglicht uns, unsere Themen bzw. energetischen Blockaden aufzuspüren und dann bewusst ins Positive zu transformieren.
Sie dient als Symbol der Wahrheit und auch gleichzeitig der Verbreitung großer geistiger Wahrheiten, also auch der Offenbarung der Wahrheit dessen, was tief in uns schon lange als energetische Blockaden schlummert. Wenn wir uns die 33 näher anschauen, so sehen wir, dass sich sowohl an der ersten als auch an der zweiten Stelle eine 3 befindet. In der Geschichte des Universums ist die 3 die heilige Zahl des sich durch alle Zeiten erhaltenden Lebens. Das Leben, welches als Energie und Information seit Anbeginn in unserer Seele abgespeichert ist, die diese jedoch bei ihrer Inkarnation wieder vergisst, um, wie bereits beschrieben, vorurteilsfrei neue Wahrheiten (Erfahrungen) machen zu können.
Die wichtigste Eigenschaft, die man also den 33 Heil- und Transformationssequenzen zuschreiben kann, ist, dass sie die Energie der plötzlichen (sofortigen) Veränderung in sich tragen.
Wie bereits beschrieben gibt es, durch die heutigen Erkenntnisse der Quantenphysik belegt, weder Raum noch Zeit. Beides sind von Menschenhand geschaffene Strukturen, um Gebilde und Ereignisse näher beschreiben und mit unserem Verstand begreifen zu können. Tiere kennen beides nicht.
Berücksichtigt man diese Erkenntnisse, so ist es sehr gut nachvollziehbar, dass durch die Kommunikation mit unserem wahren Selbst und der Anwendung des richtigen Transformators blockierte Energien urplötzlich wieder zum Fließen kommen.
Ein Aspekt ist jedoch dabei unbedingt zu beachten. Wenn Sie etwas erzwingen wollen, also rein aus Ihrem Ego heraus arbeiten, wird die Transformation nur schwer gelingen. Dies bedeutet aber nicht, dass wir unser Ego verteufeln sollen. Im Gegenteil! Wir müssen es als Teil von uns akzeptieren, seinen dunklen We-

senskern erkennen und es wie ein wildes Pferd im Zaum halten. Nur so ist es möglich, dass wir die Schöpferkraft unseres wahren Selbst voll entfalten und in Kombination mit den 33 Heil- und Transformationssequenzen die blockierten Energien in uns und auch bei anderen wieder zum Fließen bringen.
Laut der pythagoreischen Numerologie hat die 3, bestehend aus 1 und 2, eine verbindende Funktion von Geist und Materie. Und so wirkt sich das, was gedanklich, also im Dialog mit unserem wahren Selbst, formuliert wird, augenblicklich auf die Energie der Materie aus. Dort, wo die 3 verwendet wird, bewirkt sie Umschwung und Erneuerung und wir können sie als Reformerin des Lebens betrachten. In ihr wohnt also die große Kraft der plötzlichen Veränderung und sie ist somit die Triebfeder der persönlichen Evolution. Bevor die ganze Kraft der 33 Heil- und Transformationssequenzen verstanden wird, müssen wir uns noch einen gewichtigen Faktor anschauen. Wie schon oben beschrieben besteht sie aus dreimal 11. Die 11 vereint als Meisterzahl die Genialität, Vollkommenheit und Vollendung. Mit ihr wird das scheinbar Unmögliche von heute zur Selbstverständlichkeit von morgen.
Diese Erkenntnis ist die wichtigste für die Arbeit mit diesem Buch. Das, was wir heute als unmöglich ansehen, nämlich das Lösen energetischer Blockaden durch den Dialog mit unserem wahren Selbst in Verbindung mit den positiven Energien der Affirmationen, Gedichte und Bilder dieses Buches, wird, immer den Willen, etwas verändern zu wollen, vorausgesetzt (siehe nächstes Kapitel), wie selbstverständlich zur Beseitigung des energetischen Missstandes und somit zur Heilung führen. Wir erfahren so eine geistige und körperliche Erneuerung!
Die „34"-Sequenz ist ein Wirkungsverstärker. Sie kann genutzt werden, um die Energie der 33 noch zu verstärken. Wie sie genau angewendet wird, erfahren Sie in den nächsten Kapiteln.

XXII. ARBEITEN MIT AFFIRMATIONEN

Anmerkung des Autors:
Liebe Leserin, lieber Leser. Wir kommen jetzt zu dem Teil des Buches, in dem die allgemeine Betrachtungsweise der persönlichen weicht. Ich erlaube mir deswegen, vom unpersönlichen Sie ins persönliche Du zu wechseln.

Was sind Affirmationen?
Affirmationen sind wie Schöpferstrahlen.
Sie bringen Dir Licht und Energie und helfen Dir dabei, Dein wahres Selbst zum Vorschein zu holen. Sie sind auch Zugang zu Deinen im Unterbewusstsein verankerten Glaubenssätzen.
Mit ihrer Hilfe kannst Du Blockaden und negative Verhaltensmuster, die Dich an einem erfüllten Leben hindern, auflösen. Sei Dir auch bewusst, dass zum Licht immer auch Schatten gehört. Du wirst auf Deinem Weg zu mehr Zufriedenheit, Glück und Gesundheit sicherlich auch die eine oder andere Schattenseite von Dir erkennen. Nimm sie als Teil von Dir an. Denn nur dann kannst Du sie positiv transformieren.
Getreu nach Jesus: „Liebet eure Feinde!" Ein Ausspruch, der im Licht der Affirmationen einen ganz anderen Glanz bekommt.
Hier ist der Schatten das Ziel der Affirmation und man akzeptiert auf diese Weise die Andersartigkeit seines Gegenübers und das, was einen so sehr an ihm stört.
Genauso ist es bei einem selbst. Man sollte auch die Seiten an sich annehmen, die nicht der allgemeinen Norm entsprechen. Seine Andersartigkeit zu akzeptieren kann manchmal die Aktivierungsenergie für etwas viel Größeres sein.

Wirken Affirmationen immer?

Ja, das tun sie. Voraussetzung ist aber, dass Du bereit bist, Dich wahrhaftig mit Dir selbst zu beschäftigen und im tiefen Inneren die Bereitschaft hast, etwas zu verändern. Affirmationen sind deswegen alles andere als ein Zauberspruch, der, einmal ausgesprochen, sofort seine gewünschte Wirkung entfaltet. Für das gewünschte Ergebnis der Affirmation muss man mitunter das ein oder andere persönliche „Risiko" eingehen. Wer aber mit voller Überzeugung und dem notwendigen Mut an die Sache herangeht, wird nicht enttäuscht werden.

Auch wenn der ein oder andere Stein dabei Deinen neuen Lebensweg etwas beschwerlicher macht!

„Die Kunst des Lebens besteht nicht darin, den Stolpersteinen auf seinem Lebensweg auszuweichen, sondern darin, aus ihnen seine Zukunft zu bauen." (Ralf Risch, 2013)

Was ist, wenn Affirmationen nicht wirken?

Wer Affirmationen als reine Lippenbekenntnisse einsetzt, wird nichts erreichen. Die Affirmation verkommt so zur leeren Worthülse.

Beispiel: Du nutzt die Affirmation Selbstvertrauen.

Du sagst: „Ich vertraue mir und meinem wahren Selbst in allen Belangen."

Aber statt auf Dein wahres Selbst zu hören, seinen intuitiven Impuls zu beachten, machst Du weiter wie bisher. Jede Entscheidung, die Du triffst, zweifelst Du im selben Augenblick an, zergehst in Selbstzweifel und verzagst schlussendlich.

Du gebrauchtest diese Affirmation als leere Worthülse! Nur wer Affirmationen mit dem Willen, das bisherige Leben ändern zu wollen, und aus echter Überzeugung nutzt, wird erfolgreich sein. In diesem Beispiel heißt das: Stehe zum Impuls Deines wahren Selbst, nimm ihn an und triff diese Entscheidung, ohne an ihrer Richtigkeit zu zweifeln.

Um das besser zu verstehen, möchte ich Dir eine kleine Geschichte erzählen.

Die Dreifaltigkeit des Seins

Das wahre Selbst, das innere Kind und die Seele gingen gemeinsam den Weg des Lebens.

Ruhig aber trotzdem dynamisch, schweigsam und gleichzeitig voll überschäumender Inspiration gingen sie ihres Weges, bis das wahre Selbst der Seele folgende Frage stellte: „Seele, erzähle uns doch einmal, was deine größte Stärke und welches deine größte Schwäche ist." – „Meine größte Stärke", antwortete darauf die Seele, „ist, dass ich unzerstörbar und somit unsterblich bin. Meine größte Schwäche hingegen ist, dass ich bei jeder Inkarnation alles, was ich je erfahren durfte, wieder vergesse. Dabei würde ich dir doch so gerne aus meinem unendlichen Erfahrungsschatz alles mitteilen."

Das wahre Selbst schaute daraufhin die Seele lange an, umarmte sie letztendlich in unendlicher Liebe und sagte: „Du bist meine Vergangenheit, mein Jetzt und meine Zukunft und ich möchte dir helfen, deinen Erfahrungsschatz noch zu vermehren. Aber gräme dich nicht, dass du von Natur aus so vergesslich bist. Wenn wir deinen Erfahrungsschatz benötigen, so finden wir Zugang dazu."

Daraufhin stellte das wahre Selbst dem inneren Kind die gleiche Frage und dieses antwortete: „Meine größte Stärke ist, dass ich die Leichtigkeit verschenken kann, die man braucht, um sein Leben unbeschwert zu meistern. Man muss mir nur genügend Beachtung schenken. Meine größte Schwäche ist, dass neben all den positiven Gefühlen, die in meinem Innersten gespeichert sind, ich auch solche wie Hass, Trauer und Wut beherberge. Gefühle, die ich eigentlich nicht haben möchte. Denn überwiegen diese, so gerate ich schnell in Vergessenheit."

Das wahre Selbst machte einen Schritt auf das innere Kind zu, umarmte es ebenfalls mit dem Gefühl unendlicher Liebe und sagte: „Mein geliebtes inneres Kind, du Quell der Emotionen. Alle Gefühle, die du beherbergst, haben ihre Berechtigung, denn mit ihnen bist du ein großer Teil meines Wesenskerns."

„Aber jetzt sag mal du, wahres Selbst, warum stellst du uns überhaupt diese Frage?", fragten die Seele und das innere Kind fast gleichzeitig. „Eigentlich wusstest du doch die Antworten schon,

oder?“
„Ja“, sagte darauf das wahre Selbst, „in meinem tiefen Inneren schon. Das hilft mir nur nicht im Alltag weiter. Im Alltag muss ich mir Eure Existenz und dass ihr ein Teil von mir seid jeden Tag aufs Neue ins Bewusstsein rufen.“
Daraufhin nahmen sich alle drei in den Arm und die gegenseitige Liebe ließ sie zu dem Wesenskern verschmelzen, den jeder Mensch in sich trägt.

XXIII. PERSÖNLICHES COACHING MIT HEIL- UND TRANSFORMATIONS-SEQUENZEN

Das Buch enthält insgesamt 33 und eine Heil- und Transformationssequenzen. Jede dieser Sequenzen befasst sich mit einem der häufigsten Themen, aus denen energetische Blockaden entstehen, und besteht aus einem gechannelten Bild, den dazugehörigen Affirmationen, einem gechannelten Gedicht und einem das Thema betreffenden Erklärungstext. Sie dienen dazu, die eigenen Blockadethemen zu identifizieren, um so zielgerichtet energetische Blockaden auflösen zu können. Die in den Bildern und Gedichten enthaltene Energie unterstützt die Affirmationen, sodass energetische Blockaden schneller positiv transformiert werden.

Sie sind eine Art „Selbstchanneling-Hilfe" und helfen Dir, energetische Blockaden zu identifizieren. Sie stoßen die notwendigen Transformationsprozesse in Dir an, die Dir auch durch die Kontaktaufnahme mit Deiner geistigen Führung offenbart würden.

Während meiner Arbeit im Seminar oder im Coaching stelle ich meinen Klienten unter anderem die Frage, was sie beeinträchtigt oder bewegt und was sie gelöst haben möchten. Doch bevor ich diese Frage stelle, spüre ich mich selbst in die Energie des Einzelnen hinein, um festzustellen, woran es akut hapert und was zuerst gelöst werden muss. Unser Körper-Geist-System kann man sich vielschichtig wie eine Zwiebel vorstellen. Manchmal muss man erst in einer übergeordneten Schicht eine ganz andere energetische Blockade lösen, um an die momentan akute, das Leben beeinträchtigende Blockade zu gelangen. Und ist diese gelöst, kann es sein, dass sich noch eine ganz andere zeigt oder durch die momentanen Lebensumstände neu hinzugekommen ist. Denn nachweislich können energetische Blockaden, die zu seelischen oder körperlichen Schmerzen führen, vielschichtiger Natur sein und der Grund für eine Blockade ist nicht immer direkt ersichtlich. Menschen, die für die energetische Arbeit offen sind oder sogar schon Erfahrungen damit gemacht haben, können dies einfacher nachvollziehen als Menschen, die zum ersten Mal mit einer derartigen Heilarbeit in Berührung kommen. Hinzu kommt die natürliche Scheu, vor dem Behandler – einem unbekannten Menschen – einen „Seelenstriptease" hinzulegen und sein Innerstes zu offenbaren oder sich von diesem „durchleuchten" zu lassen. Dies führt nicht selten zu vagen Beschreibungen des Problems und kann den Behandler auch mal auf die „falsche Fährte" führen. Grundsätzlich kann man die energetische Blockade auch ohne Kenntnis des genauen Grunds lösen, indem man alles zur Norm des Schöpfers transformiert. Ich habe jedoch die Erfahrung gemacht, dass man schneller zum Erfolg kommt, wenn man den Grund für die Blockade kennt. Denn dies ermöglicht ein zielgerichtetes Arbeiten.

Mittlerweile fordere ich meine Klienten und Seminarteilnehmer auf, spontan an eine Zahl von 1 bis 33 zu denken und mir diese sofort mitzuteilen. Denn ihr wahres Selbst weiß genau, woran es hapert und welche energetische Blockade zuerst gelöst werden muss. Die hinter der Zahl verborgene Heil- und Transformationssequenz dient dann als Basis für die gemeinsame Transformationsarbeit und ermöglicht es, zielgerichteter und schneller an den Kern des Problems zu gelangen.

Für die Anwendung bei Deinen Blockaden bedeutet dies Folgendes: Benutze die Sequenzen wie in den nächsten Kapiteln beschrieben. Sie öffnen so Dein Bewusstsein und leiten erste Transformationsprozesse bei Dir ein, schon während Du die Heil- und Transformationssequenz liest. Denn das Herangehen an Deine Blockaden mit dem Bewusstsein, etwas ändern zu wollen, stellt die Basis für jede weitere Transformationsarbeit dar. Wie sich diese Prozesse gestalten, hängt von jedem Einzelnen, der Art der energetischen Blockade und dem Grad der Bewusstseinsöffnung ab.

Sei einfach neugierig und vertraue Deinem wahren Selbst. Es wird Dich auf Deinem neuen Weg sicher leiten.

XXIV. IDENTIFIZIEREN UND ARBEITEN MIT DER AKUTEN HEIL- UND TRANSFORMATIONSSEQUENZ

Jetzt geht es daran, die energetische Blockade in Dir zu identifizieren, die Dich akut belastet.
Dies ist dann sinnvoll, wenn Du nicht weißt, was gerade mit Dir los ist und warum Du Dich so schlecht oder niedergeschlagen fühlst.
Durch die richtige Auswahl der entsprechenden Heil- und Transformationssequenz kannst Du die Blockade auflösen, die Dich momentan an einem glücklichen, zufriedenen und gesunden Leben hindert.
Dein wahres Selbst ist Dir bei der Auswahl behilflich.
Zwei Möglichkeiten möchte ich Dir vorstellen, mit denen Du die richtige Sequenz identifizieren kannst.

1. Halte dazu das Buch so, dass Du mit der linken Hand den rückwärtigen Einband festhältst und auf diesen schaust. Führe die Übung 1 durch. Spüre mit der linken Hand den Ankerpunkt. Dann mit der rechten den Resonanzpunkt, nimm Deine Herzenergie wahr. Schließe nun, wenn nicht bereits geschehen, die Augen und blättere wie bei einem Daumenkino mit der Linken langsam von hinten nach vorne. Stoppe dort, wo Du ein Kribbeln, eine Anziehung oder irgendeine andere Art energetischer Verbindung verspürst oder wie auch immer veranlasst wirst, dort anzuhalten.
Die Seite, auf der Du angehalten hast, spiegelt Dein momentan akutes und somit zu lösendes Thema wider.

2. Nutze die Tabelle auf Seite 201 im Anhang. Kopiere sie und

schneide dann die einzelnen Zahlen aus. Bitte falte sie danach und lege alle 34 Papierstücke in eine Tüte oder eine Jutetasche. Mische sie, ohne hinzuschauen, mit der linken Hand gut durch und ziehe danach eine Zahl. Sollte es die 34 sein, so ziehe noch eine. Diese ist dein zu behandelndes Thema. Nutze die 34 als Wirkungsverstärker. Sie hilft Dir, die Blockade schneller zu lösen.
Anmerkung: Für alle Leser des E-Books und diejenigen, die keinen Scanner haben, biete ich die Datei als PDF auf meiner Homepage zum Download an. Lade sie kostenlos herunter, drucke sie aus und verfahre wie in Methode zwei beschrieben.

Wenn Du mit Methode eins oder zwei Deine Sequenz identifiziert hast, schlage die Seite im Buch auf, die mit dem Bild und den Affirmationen dieser Sequenz beginnt. Lies das Thema und betrachte dann das Bild. Beginne nun mit der Triangulation des QPS. Nimm einfach Anker-, Resonanzpunkt und Herzenergie wahr und lass Deinen Blick solange im Bild versinken, bis Du seine positive Wirkung spürst. Zwei bis fünf Minuten sollten reichen.
Schlage nun das dazugehörige Gedicht auf und lies es mindestens zweimal oder so oft Du magst. Der Begleittext zu der Sequenz gibt Dir eine kurze Erläuterung zum entsprechenden Thema. Nachdem Du Gedicht und Begleittext gelesen hast, wende Dich den Affirmationen zu.
Lies alle langsam und bewusst durch. Wähle die, die Dich am meisten berührt, aus.
Sie ist Deine klare und positive Intention (KPI)!
Praktiziere wie in Übung 5 beschrieben QPS in Verbindung mit der Affirmation 11 Tage lang, mindestens einmal, besser zweimal am Tag (morgens und vor dem Zubettgehen). Spüre die ungeheure positive Energie, die davon ausgeht.
Es spricht auch nichts dagegen, das Ganze ein drittes Mal, bspw. in der Mittagspause, anzuwenden.
So tankst Du Kraft für den restlichen Tag.
Solltest Du berufstätig sein, verfahre folgendermaßen:
Führe das Buch 11 Tage lang mit Dir, oder schreibe Dir die Affirmation ab und nimm das Blatt mit oder tippe sie als Text in Dein Mobiltelefon. Dies hat den Vorteil, dass Du eine Erinne-

rung einstellen kannst und das Lesen der Affirmationen in der Hektik des beruflichen Alltags nicht vergisst. Solltest Du aus irgendwelchen Gründen am Tag keine Zeit dazu finden, QPS in Verbindung mit der Affirmation durchzuführen, so widme Dich ihm abends doppelt.
Erinnere Dich daran, dass alles aus Energie und Information besteht. Aus diesem Grund kannst Du die Wirkung der Affirmation dadurch verstärken, dass Du Dir das Blatt mit den abgeschriebenen Affirmationen während des 11-tägigen Transformationsprozesses unter Dein Kopfkissen legst.

Anmerkung:
Bist Du wie die meisten Menschen ein visueller Typ, dann kannst Du zusätzlich versuchen, das Bild Deines Themas zu visualisieren. Bei mir und vielen meiner Seminarteilnehmer erscheint das Bild im energetischen Dreieck. Bitte erzwinge aber nichts. Lass einfach das geschehen, was geschieht, und nimm es als Deinen Prozess an.
Solltest Du das Bild im Dreieck visualisieren können, so beobachte es wertfrei und vollkommen ohne Erwartungen. Halte das QPS solange aufrecht, wie es Dir möglich ist.
Manche Menschen können eher mit Worten als mit Bildern umgehen. Bei diesen erscheint sehr oft die Affirmation im energetischen Dreieck. Man kann auch jedes einzelne Wort der Affirmation vom Herzen aus beginnend über den rechten Oberschenkel zum linken Oberschenkel und zurück „laufen“ lassen.
Jede Methode ist so gut wie die andere. Ob Du das Bild in der Mitte des Dreiecks visualisierst oder die gesamte Affirmation als Text oder die einzelnen Worte auf der energetischen Verbindung: Nimm das an, was Dir leichter fällt.
Wenn Du jetzt denkst, „Dann denke ich ja wieder und der Effekt ist dahin“, so stimmt das nicht. Denn bist Du im QPS, so agiert Dein wahres Selbst, welches frei von Deinen Gedanken ist. Dein wahres Selbst ist es auch, das als Beobachter fungiert und den Prozess, wie immer er bei Dir aussehen mag, beobachtet. So erfährst Du die größtmögliche Heilung Deines Körper-Geist-Systems.

Die Sequenz Schöpferstrahlen, ist ein Wirkungsverstärker. Diese kannst Du bei Bedarf ergänzend zu dem Thema benutzen, welches Du als das momentan zu lösende identifiziert hast. Verfahre mit ihr genauso wie mit dem eigentlichen Thema. Schreibe diese Affirmationen bitte auf ein extra Blatt ab und nutze sie auch als zusätzliche KPI. Führe sie mit Dir und lege dieses Blatt ebenfalls unter Dein Kopfkissen.

XXV. DIE 33 HEIL- UND TRANSFORMATIONSSEQUENZEN UND DER WIRKUNGSVERSTÄRKER

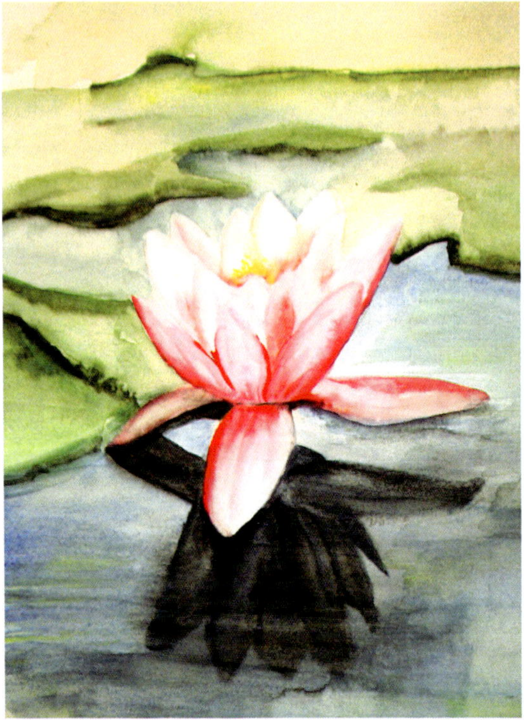

ERWARTUNGEN

Gedanken formen sie nahezu unentwegt,
Der Mensch seine ganze Hoffnung in sie legt.
Gedanken diktieren uns ihren Sinn,
Zwänge, Ängste und Unsicherheit verbergen sich darin!
Denn wer erwartet, der wartet … und das meist vergeblich,
Das Warten dauerte ewig, bis die Erwartung verblich.
Erwartungen hindern uns am wahren Leben,
Wer wenig erwartet, kann um so mehr geben!
Denn wer viel gibt, bekommt um so mehr zurück,
Und darin liegt das wahre Glück!

Warum haben wir Erwartungen?

Wir tendieren dazu, ständig Erwartungen an unsere Mitmenschen zu stellen. Wir erwarten, dass sie ein bestimmtes Verhalten an den Tag legen, damit wir glücklich sind bzw. glücklich werden können.
Wird diese Erwartung nicht erfüllt, so verfallen wir nicht selten in Selbstzweifel und zweifeln natürlich auch an der Liebe der Mitmenschen uns gegenüber.
Je mehr Erwartungen wir an andere, an uns selbst, das Leben allgemein oder den Beruf haben, die nicht erfüllt werden, desto größer ist die Gefahr, dass wir uns als Spielball, als Opfer äußerer Umstände betrachten. Fortwährende Gedanken daran, warum gerade „meine“ Erwartungen nicht erfüllt werden, können das seelische und somit das körperliche Gleichgewicht negativ beeinflussen.
Stelle deswegen Deine Erwartungen an andere, Dein Umfeld und auch an Dich zurück, denn Du findest das wahre Glück des Lebens nur in Dir selbst.
Du bist Deines eigenen Seelenfriedens Schmied. Agiere in Liebe, Zuversicht, Nachsicht und Großmut und stelle fest, wie das Positive zu Dir zurückkommt.

Affirmationen

Ich stelle meine Erwartungen an mich zurück!
Ich stelle meine Erwartungen an Andere zurück!
Mein Leben ist auch ohne Erwartungen voller Glück,
Geborgenheit und Harmonie!
Ich darf ICH sein!

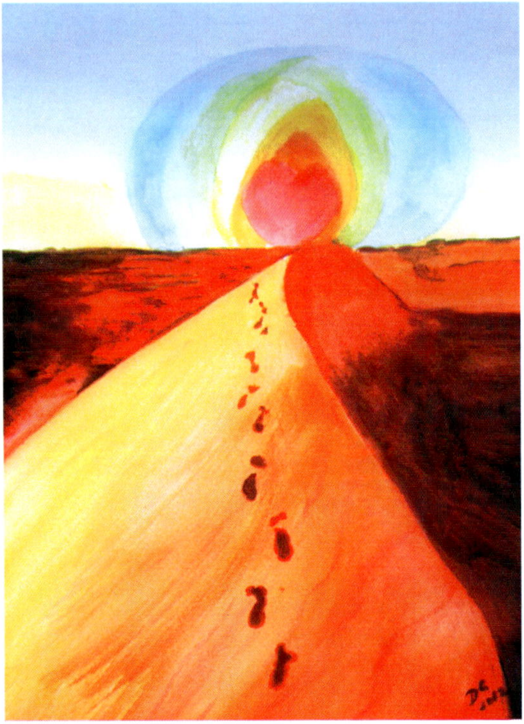

SELBSTLIEBE

Sich selbst zu lieben, ist ein Baustein zum Glück,
Liebe – reich' mir die Hand und begleite mich das Stück,
Das Stück des Weges, das ich beschreiten darf,
Und während ich gehe, kombiniere ich scharf.
Unwegsamkeit, und Gefahren lauern hier und dort,
Erreiche oft in Gedanken den nächsten Ort.
Ach wäre ich frei von Gedanken, wie wäre das schön,
Könnte Liebe versprühen und mit dem Herzen sehen!
Könnte mein wahres Selbst lieben und achten darauf,
Mich selbst zu lieben, ich baue jetzt drauf!

Warum darf ich mich selbst lieben?

Selbstliebe ist die uneingeschränkte Annahme seines wahren Selbst in allen Belangen.
Selbstliebe ist ein gewichtiger Faktor, um lieben zu können und geliebt zu werden. Sie ist das energetische Bindeglied, der energetische Kanal zu unseren Mitmenschen.
Niemand ist perfekt und unsere kleinen Fehler und Schwächen machen uns auch für andere annehmbar.
Sich selbst zu lieben hat nichts mit Egoismus oder Narzissmus zu tun, wie uns verschiedene Glaubenssysteme und Glaubenssätze weismachen wollen.
Betrachten wir das göttliche Gebot „Liebe deinen Nächsten wie dich selbst" (Lev 19, 18), so bedeutet dies nichts anderes als:
Du kannst Deine Mitmenschen erst dann mit all ihren Fehlern und Unzulänglichkeiten annehmen, wenn Du es auch bei Dir kannst. Entdecke die (Un-)Vollkommenheit Deines wahren Selbst und sieh diese in Deinen Mitmenschen widergespiegelt! Liebe Dein Selbst, so wirst Du um Deiner selbst willen geliebt werden und auch das Selbst der anderen lieben können! Selbstliebe ist der erste der fünf Katalysatoren des Glücks.

Affirmationen

Ich darf mich selbst lieben!
Ich bin liebenswert!
Ich liebe mich genauso, wie ich bin!
Ich bin geliebt!
Ich bin SELBSTLIEBE!

ENGEL

Wesen der Liebe, aufgestiegene Wesens des Lichts,
Ihr wacht über uns und weist uns die Wege.
Seid immer bei uns und kommt aus dem „Nichts",
Wenn wir Euch brauchen, baut Ihr uns Brücken und Stege.
Mit Augen und Ohren nehmen wir Euch nicht wahr,
Doch Eure Liebe dringt tief in unser Herz hinein!
Ihr kommt mal einzeln, mal in großer Schar,
Wer liebt sieht mit seinem Herzen Euren hellen Schein!
Ihr seid Sprachrohr des Schöpfers und Hilfe zugleich, versorgt
uns mit Wissen und mit Energie,
Euer Wissen ist vielzählig wie Wassertropfen im Teich,
Wenn wir Euch rufen, versagt Eure Hilfe uns nie!

Wie helfen uns die Engel?

Engel sind Wesenheiten der Lichtfamilie. Sie geleiten und beschützen uns während unseres Transformationsprozesses.
Sie helfen uns bei der Erkundung unseres wahren Selbst.
Kinder nehmen Engel deutlich wahr, weil Kinder mit ihrem reinen Herz die energetische Verbindung zu den Engeln halten können. Die fünfte Herzkammer, auch das Atom Gottes genannt, anatomisch der Sinusknoten, ist nicht nur Antrieb, sondern auch die Verbindung / Kommunikationsstelle unseres Herzens. Mit ihr empfangen wir die Liebe der Engel und sind so in der Lage, unsere gesamte Herzenergie zu aktivieren und zu nutzen. Unser inneres Kind (wahres Selbst) „wohnt" in der fünften Herzkammer und ist allzeit bereit, mit der geistigen Welt der Engel zu kommunizieren und uns so ihre Erkenntnisse zu vermitteln.
„Wer das Reich Gottes nicht annimmt wie ein Kind, wird nicht hinein gelangen" (vgl. Lukas 18, 16-17). Wer seine Vorbehalte, hervorgerufen durch Gedanken, nicht beiseite stellt und sein inneres Kind nicht kommunizieren lässt, wird nie die Erkenntnisse der Lichtfamilie, zugänglich im allumfassenden Informationsfeld, erfahren und sie für sich und andere nutzen können.

Affirmationen

Engel begleiten mich bei allem, was ich tue!
Mein Schutzengel behütet mich und bringt Licht in mein Dunkel.
Ich gebe meinem Engel einen besonderen Platz in meinem Herzen!
Engel erleichtern als Lichtwesen die Kommunikation zwischen dem Universum (dem allumfassenden Informationsfeld) und mir.
Ich bin ein Mitglied der LICHTFAMILIE!

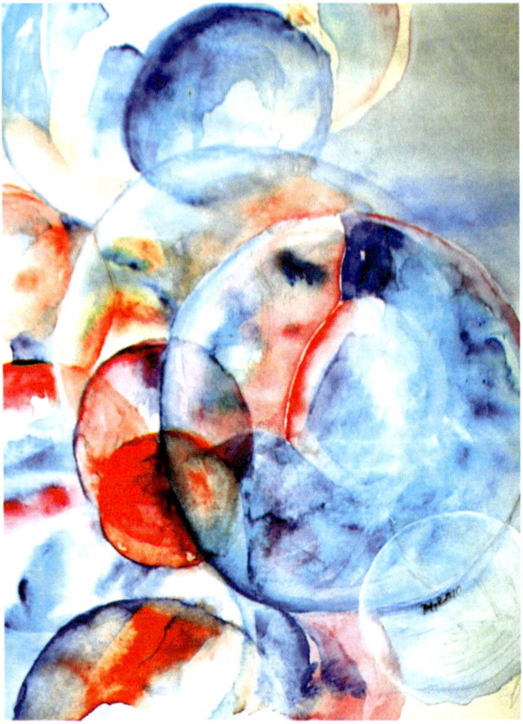

SEELENGESPRÄCH

Die Seele spricht: „Vertraue mir,
Die ganze Wahrheit zeig' ich Dir!
Viele Leben formten mich,
Dran teilhaben lassen, will ich Dich!
Schenkst Du mir Gehör und Achtsamkeit,
Für sehr viel Größeres bist Du bereit!
Spüre friedvoll tief in Dich hinein,
So machtvoll kann etwas Unsichtbares sein!
Empfinde von nun an täglich diese heilende Energie,
Sei ihr immer gewahr, gefehlt hat sie Dir nie!"

Wie kann mir meine Seele helfen?

Starte den Dialog mit Deiner Seele, Deinem wahren Selbst. Es verfügt über die Kenntnis all Deiner Vorleben und ist gleichzeitig Wegweiser für Dein Leben im Jetzt.
Wenn Du auf Dein Inneres, Deine Seele, Dein wahres Selbst vertraust, so wirst Du immer die richtige Entscheidung treffen. Viele bezeichnen dies als Intuition. Doch es ist weit mehr als das. Da es weder Raum noch Zeit gibt, sondern dies Gebilde sind, die von Menschen geschaffen wurden, kann unsere Seele Informationen aus parallelen Universen, der Vergangenheit, dem Jetzt und der Zukunft verarbeiten. Denn sie hat Zugang zu den Informationen im allumfassenden Informationsfeld, dem sogenannten Nullpunktfeld. Dies ist auch einer der Gründe, warum unsere Seele, unser wahres Selbst, so ein mächtiges Werkzeug der Selbstheilung ist. Vertrauen wir ihm, so ermöglicht es uns, die Informationen abzurufen, die notwendig sind, um energetische Missstände zu erkennen und ins Positive zu transformieren. Unser wahres Selbst wartet nur darauf, durch unsere Herzenergie aktiviert zu werden. Erst dann kann es sein volles Potential entfalten.

Affirmationen

Meine Seele ist mein „Wahres Selbst“
und somit der Schöpfer meiner Gegenwart!
Ich bin mir meiner Seele immer gewahr!
Ich vertraue der heilenden Energie
und den Ratschlägen meiner Seele!
Ich bin BESEELT!

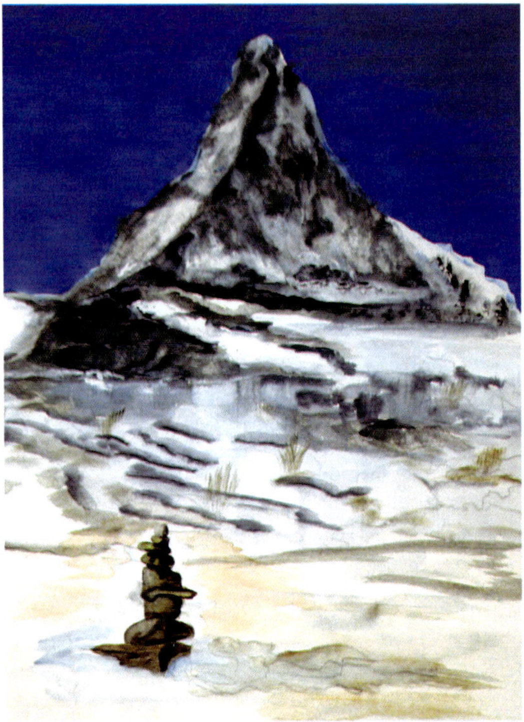

ANNEHMEN

Nimm das Leben an, wie es sich Dir zeigt,
Seine Wege sind uneben und sehr oft verzweigt.
Doch Du hast die Wahl, welche Abzweigung Du nimmst.
Ob es bergab geht oder Du Gipfel erklimmst.
Nimm die Herausforderung an und meistere sie,
Du bist ihr gewachsen, vergiss das nie!
Und stößt Du an Grenzen, die Dein Ego Dir setzt,
So stell es beiseite, es hat genug Dich verletzt!
Sieh Dein Leben als Aufgabe und nimm es so an,
daraus etwas Wundervolles entstehen kann.

Kann ich mich annehmen, wie ich bin?

Sich selbst, sein Leben und alle äußeren Umstände so anzunehmen, wie sie sind, ist eine große Herausforderung.
Zu schnell urteilen wir über uns oder die Situation, in der wir uns befinden. Sehr oft verurteilen wir uns und andere als Auslöser für diese Lebenssituation. Jeder von uns wird auf Herausforderungen im Leben treffen, für die es vordergründig keine Lösung zu geben scheint.
Wir fangen an, gegen sie zu kämpfen, und stecken eine Menge Energie, meistens negative, hinein, um nach einer Weile festzustellen, dass der Kampf aussichtslos ist.
Wenn wir jedoch diese Herausforderungen als Bestandteil unseres Seins annehmen, dann bietet sich uns die Chance auf eine positive Veränderung in unserem Leben.

Affirmationen

Ich nehme das Leben an, wie es ist.
Ich nehme die Liebe und das Wohlwollen meiner Mitmenschen an.
Ich nehme alle Herausforderungen an und meistere sie.
Ich nehme mich an, wie ICH BIN!

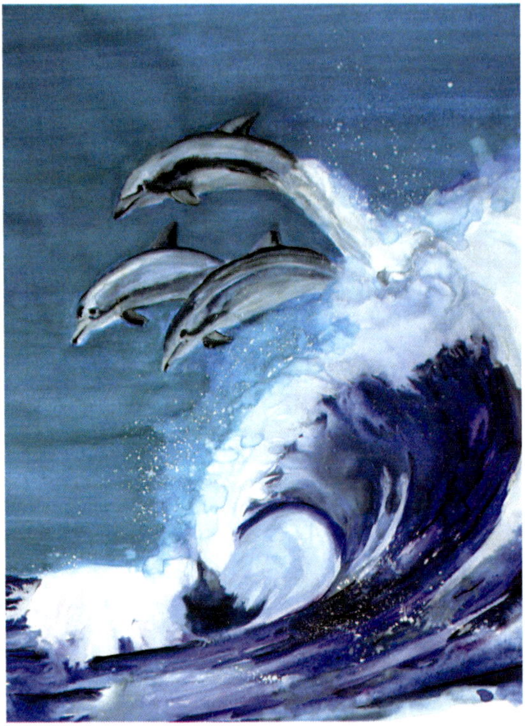

BEGEISTERUNG

Seele, begeistere mich, ich will was erleben,
Nur Du kannst mir diese Zufriedenheit geben.
Du fragst Dich, warum meine Wahl auf Dich gefallen ist?
Ganze einfach, weil Du mir am nächsten bist.
Doch warum erfüllst Du Deine Aufgabe nicht?
Verspüre nur Dunkelheit und warte aufs Licht.
Das Feuer der Begeisterung, es brennt nicht in Dir,
Empfange nur Kälte, durch die ich so frier'.
Was muss ich nur tun, Seele, weißt Du es?
Gedanken daran bereiten mir sehr großen Stress!
Meine Gedanken sind es, die alles verdecken?!
Ich danke Dir Seele, musst Dich nicht mehr verstecken.
Gedanken tretet beiseite und gebt den Blick frei,
Seid Ihr nicht im Weg, entdeckt man vielerlei!
Vielerlei Neues, das Begeisterung weckt,
Gedankenfreie Zeit, warum habe ich Dich nicht früher entdeckt?

Wie kann ich Begeisterung für mich nutzen?

Begeisterung ist ein Synonym für Enthusiasmus und dieser Begriff kommt dem Ursprung nach aus dem Griechischen. Das Wort – „ἔνθεος" / entheos – zusammengesetzt aus den beiden Wörtern ἔν = in und θεος = Gott – bedeutet so viel wie „der von Gott Erfüllte". Der Schöpfer mit all seiner Liebe und Freude ist also in uns.
Somit können wir Begeisterung als die göttliche Freude darüber interpretieren, was erschaffen oder erlebt wurde oder noch erschaffen oder erlebt wird. Die wahre, die göttliche Begeisterung ist frei von Einflüssen unserer Gedanken und somit unabhängig von unserem Ego. Wahre Begeisterung erleben wir mit unserer Seele, unserem wahren Selbst. Sie erfasst jede Zelle in uns und wir schwingen augenblicklich auf der Frequenz der Begeisterung. In dieser Schwingung können wir uns auch an kleinen Erfolgen und kleinen Dingen des Lebens erfreuen. Begeisterung treibt uns an, mehr von dem erleben zu wollen, was wir gerade erfahren haben. Sie wird zum göttlichen Motor in uns.
Die Begeisterung ist der dritte der fünf Katalysatoren des Glücks.

Affirmationen

Ich begeistere mich auch für die kleinen Wunder des Lebens!
Ich begeistere mein gesamtes Umfeld!
Die Begeisterung meiner Seele ist die Grundlage eines freudvollen Lebens!
Ich bin BEGEISTERUNG!

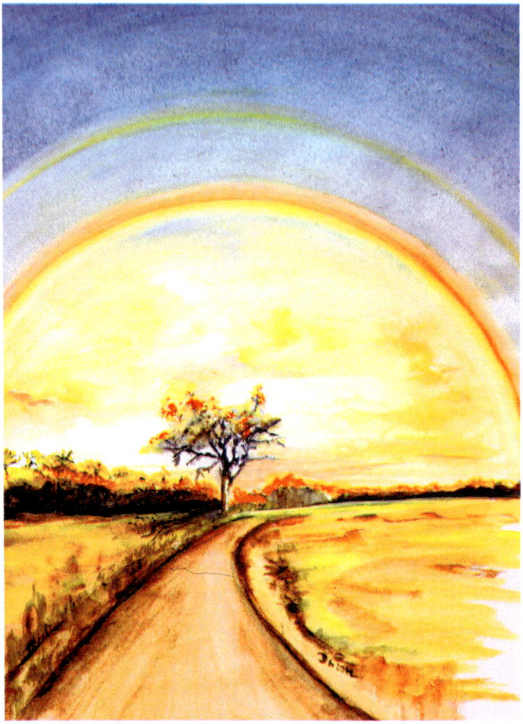

JETZT

Lebe im Jetzt und genieße die Zeit,
Die Vergangenheit ist weg, die Zukunft noch weit.
Nimm das Jetzt an, wie immer es kommt,
Denn es ist von Deinem Lebensplan geformt.
Und ist die Zeit schwierig, so verzage nicht,
An Stelle der Dunkelheit tritt augenblicklich das Licht.
Das Licht strahlt hell und verleiht Dir Mut,
Wie gut das Leben im Jetzt doch tut!

Wie wichtig ist das Leben im Jetzt?

Nur wer im Jetzt lebt, der hat die Möglichkeit, sein Leben zu genießen. Alles andere kommt einer geistigen Bedrohungssituation gleich.
Denn wer nur in Erinnerungen der Vergangenheit schwelgt, seien sie positiv oder negativ, der verpasst die schönen Momente des Jetzt. Genauso verhält es sich mit Gedanken, die nach Besserung in der Zukunft suchen.
„Ach, momentan geht es mir ja so schlecht. In der Zukunft wird alles viel besser!"
Und mit jedem Tag, der ins Land geht, merkst Du, dass es doch nicht so wird, wie Du es Dir wünschst.
Zusammenfassend wirst Du Folgendes erkennen. Gedanken an die Vergangenheit sind meist schmerzhaft. Das Positive aus der Vergangenheit lässt sich jetzt nicht reproduzieren und aus dem Negativen heraus entstehen unsere Selbstzweifel und Schuldgefühle. Gedanken an die Zukunft sind mit einer sehr großen Unsicherheit verbunden und vor ständigem Hoffen auf Besserung vergessen wir, zu leben. Nutze das Jetzt und lebe!

Affirmationen

Ich lebe immer im Hier und Jetzt!
Ich genieße jeden Augenblick meines Lebens!
Meine Vergangenheit habe ich positiv abgeschlossen! Zukünftiges werde ich positiv gestalten!
Ich nehme die Herausforderungen des Lebens positiv an.
Ich bin JETZT!

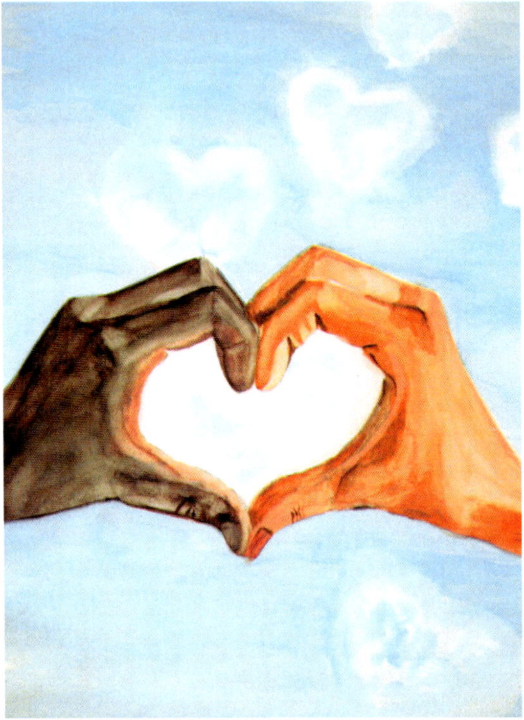

LIEBE

Liebe ist die Musik der Herzen,
Durch ihren Klang vertreibt sie Kummer und Schmerzen!
Liebe ist die Energie der Seelen,
Durch ihre Kraft wird es nie an Positivem fehlen!
Liebe treibt uns ständig an,
Ohne sie kein Wesen gedeihen kann!
Die Liebe ist bedingungslos,
Kinder sind darin besonders groß!
Liebe gibt uns Kraft und Mut,
In ihrer Einfachheit tut sie unendlich gut!

Liebe ist in ihrer Einfachheit schön!

Es ist schon etwas länger her, da kam mein Sohn Julian zu mir und fragte mich: „Papi, was ist eigentlich Liebe?"
„Liebe, mein Sohn", sagte ich, „Liebe ist etwas Einzigartiges. Je mehr man davon teilt, desto reichhaltiger, größer und stärker wird sie." – „Papi, das ist cool", antwortete er, drückte mich, küsste mich auf die Wange und sagte: „Papi, ich möchte ein Liebeteiler werden und mit dir habe ich gerade angefangen." Teile Deine Liebe vorbehaltlos und bedingungslos, habe keine Angst, dass sie nicht so genutzt wird, wie sie genutzt werden sollte. Echte Liebe kommt ohne Erwartungen aus. Sie bereichert Dein Leben und das Deiner Mitmenschen. Sie kennt auch kein Alter, kein Geschlecht, keine Religion und keinen sozialen Status. Echte Liebe ist die Energie unseres wahren Selbst und kennt weder Raum noch Zeit.

Affirmationen

Ich sende Liebe aus und Liebe kommt zu mir zurück!
Die universelle Liebe ist das wertvollste Schöpferwerkzeug.
Liebe ermöglicht mir, die Wunder zu vollbringen, die zur Erfüllung meines Lebensplans notwendig sind.
Jeder meiner Tage ist voll von Liebe und positiven Überraschungen!
Ich bin LIEBE!

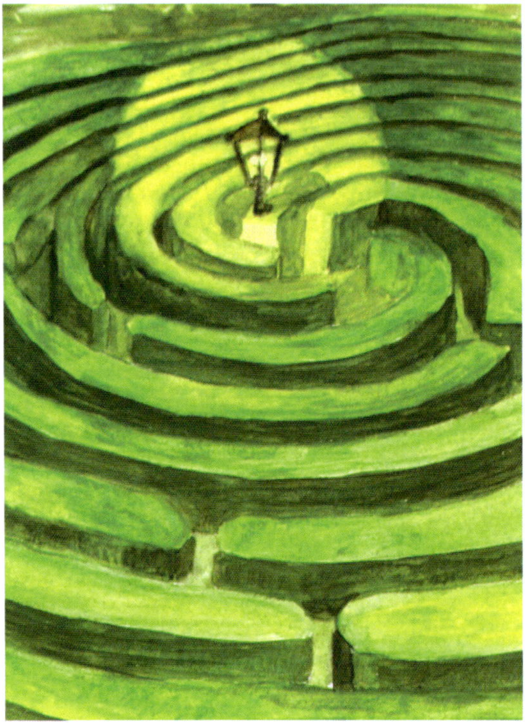

ZUVERSICHT

Oft stehen wir an einer Gabelung und wissen nicht weiter,
Der eine Pfad ist schmal, der andere breiter.
Unsere Gedanken raten uns zum breiten Pfad,
Sie gaukeln uns vor, dass der schmale zu viele Tücken hat.
Sei wachsam und wäge richtig ab,
Wähle bewusst und entscheide Dich
auch mal für den schmalen Pfad!
Leichtes und Bekanntes anzunehmen, fordert uns nicht,
Wähle die Herausforderung und meistere sie mit Zuversicht!
Vertraue der Stimme, die aus Deinem Herzen spricht, Vertraue
dem Schöpfer, denn er führt Dich ins Licht!

Woraus schöpfe ich Zuversicht?

Die Zuversicht ist die direkte Verbindung zu unserem Schöpfer. Das Vertrauen in seine Führung schafft Zuversicht für alles, was vor uns liegt.
Die Verbindung zu und mit ihm lässt uns Folgendes erkennen: Wir können aus unserer inneren Stärke heraus alles meistern. Rückschläge und Niederlagen schrecken uns dann nicht mehr ab. Denn wir wissen intuitiv, dass alles zu unserem Lebensplan gehört und uns unserem wahren und höheren Selbst ein Stück näher bringt.
Zuversicht ist der fünfte der fünf Katalysatoren des Glücks!

Affirmationen

Ich meistere jede Situation mit Zuversicht!
Ich übernehme die Verantwortung für mein Leben!
Zuversicht ist der Antrieb meines wahren Selbst!
Die Zufriedenheit mit mir und meinem Leben wird von Tag zu Tag größer!
Ich bin ZUVERSICHT!

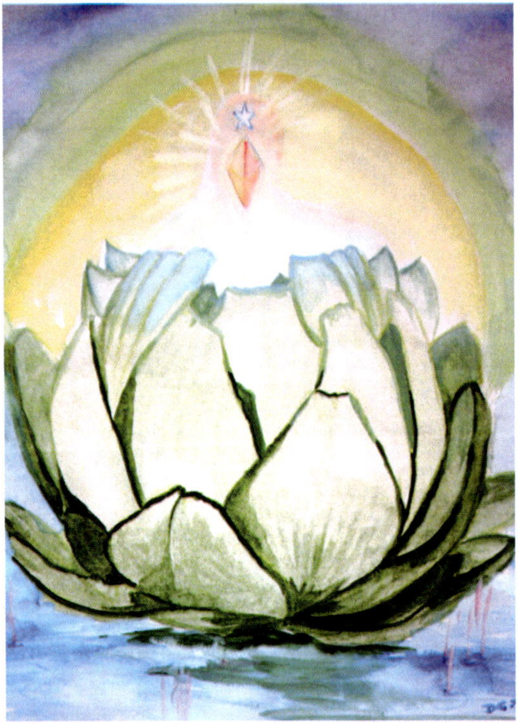

WAHRES SELBST

Deine Seele frohlockt, in Deinem Herz pocht es wild,
Auf einmal verspürst Du Dein inneres Kind.
Gib ihm Freiraum und lass es Stück für Stück hervor.
Du hattest es verdrängt, was warst Du für ein Tor.
Sieh die Welt mit seinen Augen und begeistere Dich neu,
Dein Leben ist sinnvoll, wie ich mich für Dich freu'.
Wer ich wohl sein mag, die Frage Du Dir stellst,
Dabei ist es so einfach, ich bin Dein wahres Selbst!
Dein wahres Selbst, das es neu zu entdecken gilt,
Jetzt verstehst Du, dass Deine Seele frohlockt und Dein Herz
pocht wie wild!

Wer oder was ist mein wahres Selbst?

Das wahre Selbst ist sehr oft tief in uns verborgen. Seit Jahrtausenden leben wir mit einem Quälgeist, dem Negativisten, in unserem Kopf. Es ist die Stimme unseres Kopfes – unsere Gedanken –, die Sekunde für Sekunde unser Tun und Sein beurteilt, verurteilt, vergleicht, bewertet und kommentiert. Die meiste Zeit sorgt sich diese Stimme und äußert ihre Angst, dass das, was wir tun oder beabsichtigen zu tun, nicht das Richtige ist bzw. schiefgeht oder schlecht ausgeht. Wer kennt die Situationen nicht, dass er in Phasen der körperlichen Ruhe von geistiger Unruhe gequält wird. Denn haben wir unseren inneren Peiniger nicht im Griff, so lässt er uns nie richtig zur Ruhe kommen.
Viele Menschen akzeptieren diese Quälerei und denken außerdem, dass es so sein muss.
Wenn wir es schaffen, diesen Negativisten zur Ruhe zu bringen, also unsere Gedanken abzustellen, dann hat unser wahres Selbst die Möglichkeit, in den Vordergrund zu treten und alles das, was ungeordnet ist, in Ordnung zu bringen. Krankheiten werden transformiert, Ruhe und Zufriedenheit halten Einzug in unser Leben.
Das wahre Selbst gehört zur Dreifaltigkeit unseres Seins. Es ist wie die Seele und das innere Kind ein Teil unseres Wesenskerns.

Affirmationen

Mein wahres Selbst ist mein von Begrenzungen, Zwängen und Ängsten befreites Ich.
Mein wahres Selbst, ist der Schöpfer in mir!
Ich erlaube meinem wahren Selbst, sich frei zu entfalten und genieße somit meine Kreativität und mein Leben in vollen Zügen!
Ich bin mein WAHRES SELBST!

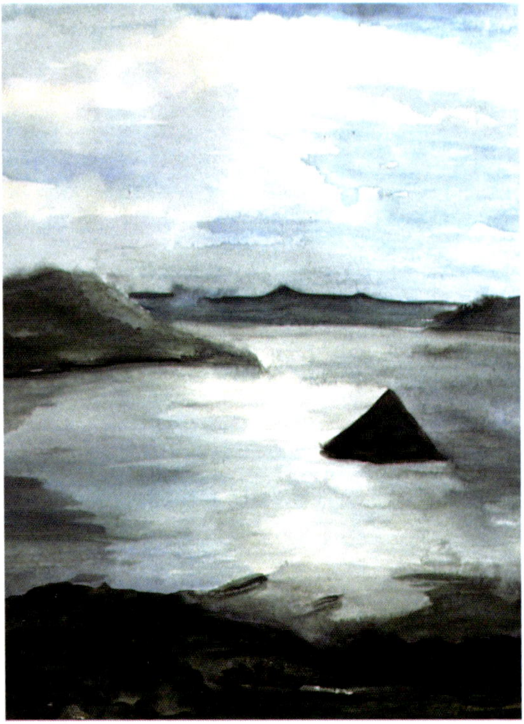

EGO

Hast Du Dich mal gefragt, was Dein Antrieb ist,
Warum Du in allem so verbissen bist.
Hast Du Dich mal gefragt, warum Du um alles kämpfen musst.
Auch wenn Du nichts anderes als Andere tust.
Hast Du Dich mal gefragt, warum es diesen Stein dort gibt,
Der mitten in Deinem Lebensweg liegt.
Hast Du Dich mal gefragt, warum es bei Dir nicht dazu reicht,
Was anderes erreichen und sie erreichen' s so leicht.
Es sind so viele Hindernisse, die es zu überwinden gilt,
Gedanken daran erzürnen Dich und machen Dich geradezu wild.
Doch warum das alles, das frage Dich nun,
Du kannst es leicht ändern, Du musst es nur tun.
Denn das größte Hindernis ist Dein Ego für Dich,
Es hindert Dich an einem Leben mit Zuversicht.
Es gängelt und geißelt Dich tagein und tagaus.
Erkenne dies und ziehe Deine Lehren draus.
Denn tritt es beiseite, so erkennst Du alles ganz klar.
Und es wird alles hell, was vorher so dunkel war.

Bin ich mein Ego?

Das Ego, lateinisch für das Ich. Es ist aber nicht unser wahres Ich – unser wahres Selbst. Es ist das gedankengesteuerte Ich. Wenn sich unsere Seele einen neuen Körper gesucht hat und als Kind auf die Welt kommt, bringt es dieses Gedankengebilde nicht mit. Das Ego wird aber vom ersten Tag an durch Lernen ausgeprägt. Wir erlernen unser Ego aus den Situationen, in die wir freiwillig oder unfreiwillig hineingeraten. Es ist wie ein sehr dichter Nebel, der unser wahres Selbst verdeckt. Erkennen wir dies, so wird er sich wie durch die Energie unseres Herzens, wie durch Sonnenstrahlen, von ganz alleine auflösen. Geben wir diesem Schatten jedoch Nahrung, indem wir ständig unseren negativen Gedanken nachhängen, dann wird er immer dichter und dichter, bis von unserem wahren Selbst nur noch ganz wenig übrig ist. Der Nebel unseres Egos verdeckt alle Stolperfallen und Steine auf unserem Lebensweg, sodass wir ständig ins Straucheln geraten oder sogar stürzen.

Affirmationen

Ich stelle mein Ego beiseite und erkenne in Klarheit das Positive in meinem Leben.
Ich erkenne ab sofort das Positive im vermeintlich Negativen.
Mein Ego rückt bei der Erfüllung meines Lebensplans in den Hintergrund.
Ich bin mein wahres ICH.

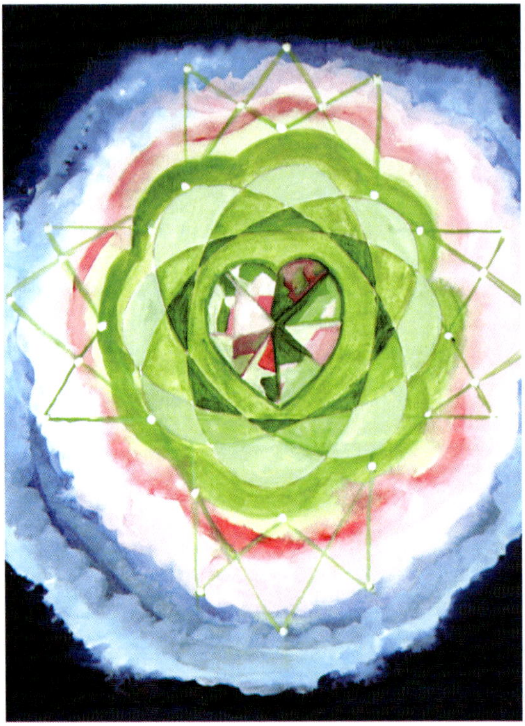

HERZENERGIE

Die Energie des Herzens ist mächtig und groß,
Die meisten Menschen verdrängen sie bloß.
Die Energie des Herzens steuert uns,
Das zu erkennen, ist die wahre Kunst.
Die Kunst zu leben und ganz zu gesunden,
Ohne Gedanken, die uns ständig umrunden.
Die Herzenergie beflügelt den Geist,
Sie hilft Dir, dass Du immer das Richtige weißt!
So lass Dich leiten von dieser mächtigen Kraft,
Sie ist es, die Freude und Gesundheit erschafft!

Was ist die Herzenergie?

Die Energie, die vom Herzen ausgeht, ist die „kosmische Lebensenergie“, die alle regulatorischen Aufgaben in unserem Körper-Geist-System übernimmt. Sie wird vom Herzchakra empfangen und ans Herz weitergeleitet.
Neueste Erkenntnisse zeigen, dass wir das Herz mit seinem eigenen Nervensystem, das außerdem Informationen unabhängig vom Gehirn verarbeiten kann, als ein zentrales Steuerorgan unserer Körperabläufe betrachten können.
Ein zentrales Steuerorgan, das nach neuesten Erkenntnissen die Basis für eine Regulation im Körper bildet und nach 5000-jährigen Lehren für die Heilung zuständig ist.
Es ist also mehr als sinnvoll, sprichwörtlich auf sein Herz zu hören. Doch dies haben wir seit Jahrtausenden fast verlernt. Die ständigen Geräusche unserer Gedanken überlagern die Stimme unseres Herzens und erschweren es so ungemein, dass die Herzenergie die restlichen Körperzellen erreicht.
Wer seine Gedanken abstellen kann und sich auf seine Herzenergie konzentriert, wird Glück empfinden, sein Selbst in allen Belangen neu wahrnehmen und es zur Selbstheilung anregen können.
Die Herzenergie ist der zweite der fünf Katalysatoren des Glücks.

Affirmationen

Mein Herz ist voller Schöpferenergie!
Durch die Herzenergie erfahre ich Gesundheit und Glück!
Die Energie meines Herzens fließt durch jede Zelle meines Körpers!
Mit meiner Herzenergie löse ich alle meine Ängste auf und transformiere sie in Zuversicht!
Ich bin HERZENERGIE!

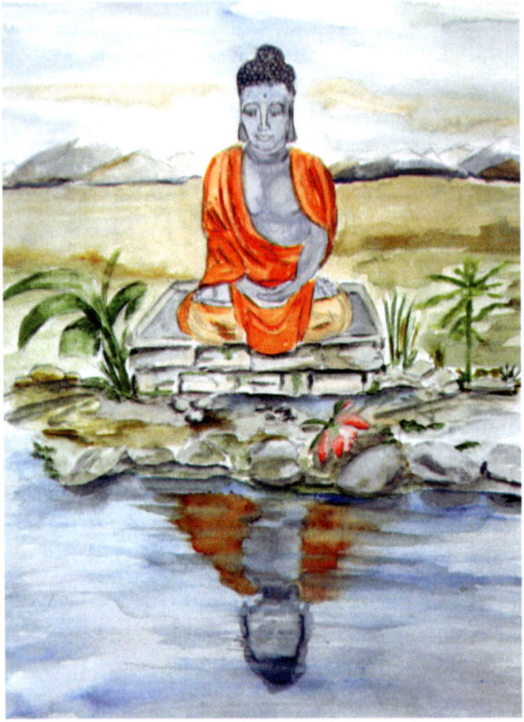

SEELENSPIEGEL

Der Seelenspiegel gibt es zwei,
Schau tief hinein und bleib dabei.
Der Mensch, in dessen Blick Du weilst,
Ist Spiegel Deiner Seele.
Egal wie Du an Deinem Leben feilst,
Seine Liebe nie verfehle.
Die Strahlkraft Deines wahren Selbst,
Lässt seine Augen leuchten.
Es ist der Mensch, auf den Du zählst,
Kannst niemals ihn enttäuschen.
Der Seelenspiegel gibt Dir preis,
Welche Wünsche Du noch hegst.
Zu sehen, was darin passiert,
Dein Herz so stark bewegt.

Blicke nach innen!

Die Augen sind das Spiegelbild unserer Seele. Sie lügen nicht und sie sagen das, was wir nicht aussprechen können oder wollen. Lautlos sind sie die Sprache unseres wahren Selbst. Wenn wir lernen, unsere Blicke nach innen zu richten, dann können wir unser wahres Selbst erblicken, es näher kennenlernen und schlussendlich willkommen heißen. Wir bauen so Vertrautheit mit dem auf, was wir wirklich sind. Befreit von Ängsten, Zwängen und Vorschriften.
Die Seele gehört zur Dreifaltigkeit unseres Seins. Sie ist wie das wahre Selbst und das innere Kind ein Teil unseres Wesenskerns.

Affirmationen

Ich trete in Resonanz zu den Menschen, die meine Situation widerspiegeln.
Ich erkenne im Seelenspiegel das, was mich bewegt und beginne dies ins Positive zu transformieren.
Die größte Resonanz erfahre ich, wenn es mir, gelingt in die Augen meines wahren Selbst zu blicken.
Ich erkenne MICH!

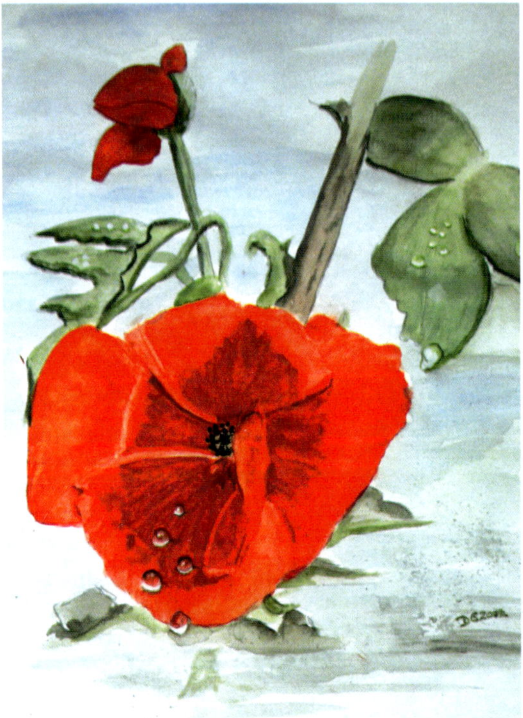

DER AUGENBLICK

Den inneren Frieden findest Du,
Nimmst Du den Augenblick an.
Schau nicht zurück, schau nicht nach vorn,
Nimm im Jetzt Dein Leben an!
Sag JA zu diesem Augenblick,
Egal wie er sich zeigt!
Sagst' JA zu diesem Augenblick,
Bist von Sorge stets befreit.
Denn trachtest Du, was sinnlos ist nach Besserung in der Zeit,
So ist Dein innerer Friede als Ziel unendlich weit.
Deshalb finde in jedem Augenblick,
So ungewohnt es ist.
Das einzige und wahrhaftige Glück,
Weil es am schönsten ist!

Genieße den Augenblick!

Ein Augenblick ist wissenschaftlich betrachtet eine unspezifische Zeitspanne. Herkömmlicherweise wird er mit 3 – 5 Sekunden angegeben und stellt für uns Menschen eine neuropsychologisch wichtige Zeitspanne dar. Die Dauer des einzig wahrnehmbaren Augenblicks erleben wir subjektiv als Gegenwart. Wenn wir es schaffen, den Augenblick als einzigartigen und für unser Leben relevanten, wahren zeitlichen Moment zu akzeptieren, dann leben wir. Alles andere ist ein Diktat unserer Gedanken. Wenn wir uns mit unseren Gedanken das Gehirn zermartern, haben wir meist Schuldgefühle, wenn es sich um Dinge aus der Vergangenheit handelt, und machen uns Sorgen, wenn es um zukünftige Ereignisse geht. Die Schuldgefühle der Vergangenheit lasten dabei am schwersten auf uns. Sie sind wie ein Lastenkorb, zum Bersten gefüllt mit den „Verfehlungen" der zurückliegenden Jahre. Dabei ist es so einfach, sich dieses Korbes zu entledigen. Statt „mea culpa" schreiend den nächsten schönen Augenblick herbeizusehnen, ist es viel einfacher, sich selbst für all das, was nicht so toll gelaufen ist, zu verzeihen. Unseren Mitmenschen zu verzeihen ist eine gewohnte Übung. Nur unserem Selbst zu verzeihen wurde immer übersehen.

Affirmationen

Ich nehme jeden Augenblick als etwas ganz Besonderes wahr!
Ich genieße jeden Augenblick losgelöst von Vergangenem
und Zukünftigen.
Ich verzeihe mir für alle „Verfehlungen" der Vergangenheit und
darf jeden Augenblick in Frieden, Freude und Liebe, verbringen.
Ich bin im AUGENBLICK!

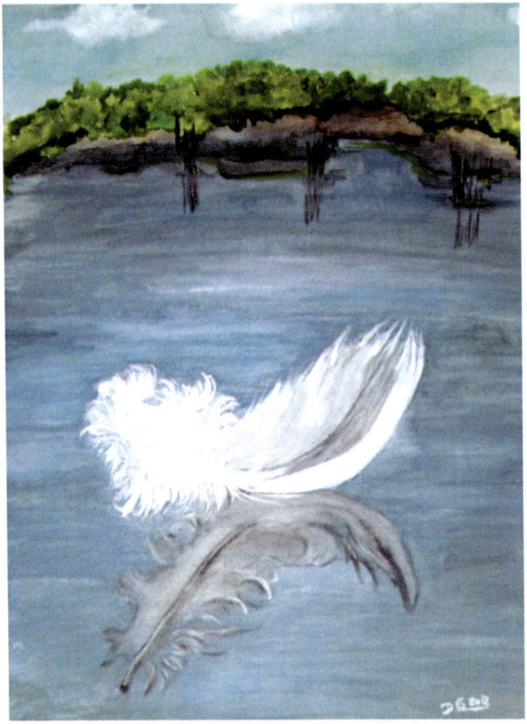

GLÜCK

Das Glück ist einer Feder gleich,
Und oft schwer einzufangen.
Das Glück spiegelt wie ein schöner Teich,
An seine Ufer wollte ich gelangen.
Verweilen dort um jeden Preis,
Davon wurd' ich angetrieben.
Der Weg dorthin ist steinig und heiß.
Ach wäre ich nur daheim geblieben.
Das Trachten nach dem großen Glück,
Trieb mich wie viele Menschen an.
Doch reicht oft nur ein kleiner Schritt,
Damit man glücklich werden kann.
Das wahre Glück ist nicht weit entfernt,
War schon immer in mir drin!
Lange brauchte es, bis ich das gelernt,
Ein glücklicher Mensch nun bin!

Wie werde ich glücklich?

Glück ist Bestandteil unseres Lebensplans!
Die Kunst besteht darin, das Glück, das in unserem Lebensplan verankert ist, hervorholen zu können.
Die meisten Menschen wissen nicht, dass sie problemlos glücklich sein könnten. Sie suchen das Glück überall, im Außen bei anderen, nur nicht bei sich selbst. Solange wir das Glück immer im weit Entfernten suchen, solange wird es uns verwehrt bleiben. Denn Glück ist wie ein Magnet. Erkennen und aktivieren wir das Glück in uns, so zieht es andere glückliche Menschen und Lebensumstände von ganz alleine an. Zum Erkennen des Glücks bedarf es der Kommunikation mit unserem wahren Selbst. Wir müssen dazu die hinderlichen und negativen Gedanken, welche uns täglich geißeln, einfach abschalten.
Zum Aktivieren des Glücks ist es notwendig, dass wir die fünf Glücks-Katalysatoren benutzen. Diese sind die Begeisterung, die Herzenergie, die Selbstliebe, das Vertrauen und als fünftes die Zuversicht!

Affirmationen

Ich darf glücklich sein!
Mein Glück erfreut andere.
Ein glückliches und zufriedenes Leben steht auch mir offen!
Ich bin GLÜCK!

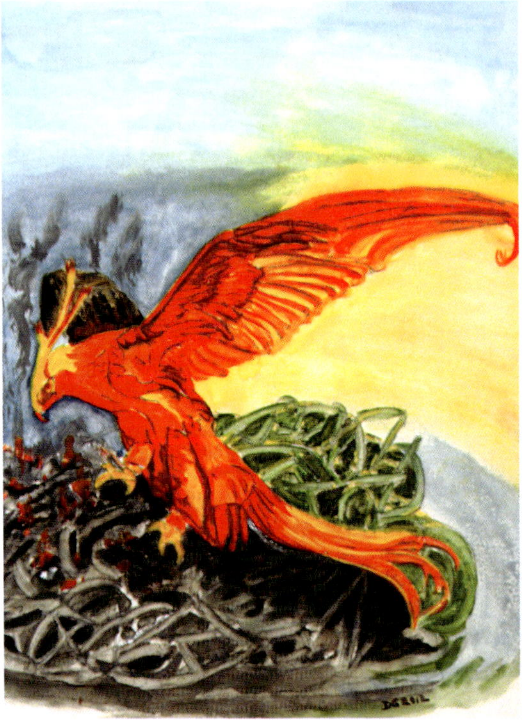

NIEDERLAGE

Du liegst danieder ohne Kraft und fühlst Dich sehr verletzt,
Schaust nur zurück und nicht nach vorn
und lebst auch nicht im Jetzt.
Wirst nur beherrscht von dunkler Macht, die Negatives sendet,
Fehlt Freude, Glück und Liebe Dir, Dein Leben fast hier endet.
Dein Körper schmerzt, Deine Seele schreit,
so hast Du's noch nie erlebt.
Es fehlt an Gesundheit und Zuversicht, jede Zelle in Dir bebt.
Bleibst Du nun liegen, dann wird es schwer,
von alleine aufzusteh'n,
Leg' negative Gedanken ab und erheb' Dich schnell,
dann wird es weitergeh'n.
Bist Du erst aufgestanden, so schöpfst Du neuen Mut,
Setz einen Fuß vor den anderen und merke, wie gut das Leben tut!

Wie gehe ich mit Niederlagen um?

Sind Niederlagen in unserem Leben wirklich notwendig? Diese Frage lässt sich mit einem klaren „Jein“ beantworten. Nein, weil wir gut und gerne auf das „Daniederliegen“, die damit verbundenen Schmerzen, Selbstzweifel und Enttäuschungen verzichten könnten. Ja, weil wir erst dann nachvollziehen können, wie es den Mitmenschen geht, die Niederlagen erlebt und überwunden haben.

Und was die Beweggründe der Menschen sind, nachdem sie zehnmal gestürzt sind, auch ein elftes, zwölftes oder sogar dreizehntes Mal wieder aufzustehen. Wenn auch wir nach einer Niederlage aufstehen und uns neu besinnen und weiter unseren Lebensplan verfolgen, dann steigt unser wahres Selbst empor wie Phönix aus der Asche. Das Vertrauen in unser Selbst wird mit jeder Niederlage, die wir gemeistert haben, stärker und stärker und bereitet uns auf den nächsten Stein vor, der uns zum Stolpern bringen könnte.

Bedenke immer, dass Du geboren wurdest, um immer wieder aufzustehen. Stehe nach jeder Niederlage neu auf, so wie es Babys nach Stürzen bei ihren ersten Schritten tun.

Affirmationen

Niederlagen sind eine Herausforderung für mich. Ich meistere sie mit der Energie meines wahren Selbst.

Aus jeder Niederlage lerne ich und fasse, gestützt durch diese Erkenntnisse, voller Zuversicht neue Beschlüsse.

Ich finde aus jeder Niederlage einen Weg heraus, auch wenn er riskant und holprig erscheint!

Ich bin STARK!

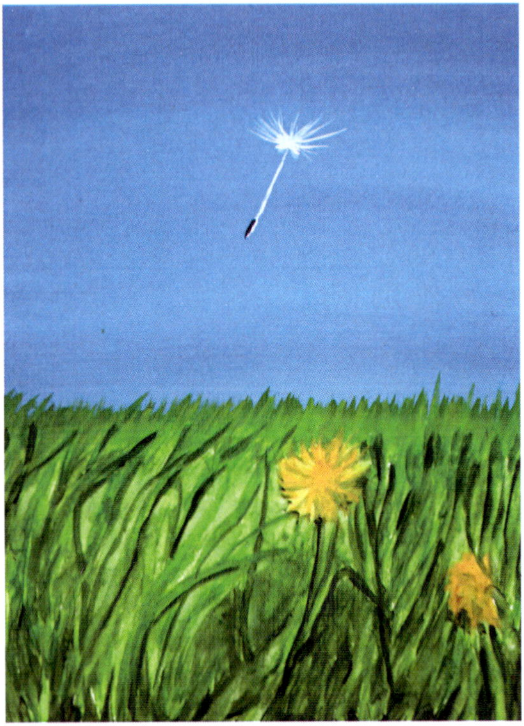

LEICHTIGKEIT

Das Leben ist schwer und ungerecht,
Du fühlst dich von ihm vergessen.
Vieles erscheint Dir falsch, weniges echt,
Glück hast Du noch nie besessen.
Bist weder sorgenfrei noch unbeschwert,
nimmst nichts mit Leichtigkeit,
Das Leben ist hart, jede Mühe wert,
für Widrigkeiten bist Du stets bereit.
Das muss so sein, das sagst Du Dir,
am Tag und in der Nacht.
Dass es auch ohne Sorgen geht,
daran hast Du nie gedacht!
Dein wahres Selbst das kennt den Trick
und zweifelt nicht daran,
Darum nimm die Leichtigkeit des wahren Seins
als Teil des Lebens an.

Lebe die Leichtigkeit!

Alles, was Du erreichen willst, musst Du Dir hart erarbeiten. Von nichts kommt nichts und um Erfolg zu haben, musst Du alles, was Spaß macht, hinten anstellen.
Nur mit großem Fleiß und Ehrgeiz erreichst Du Deine Ziele. Wer kennt diese Sprüche nicht? Dabei steht nirgendwo geschrieben, dass man seinen Erfolg nicht mit Leichtigkeit und Spaß erreichen kann.
Das Leben darf ruhig leicht und gleichzeitig erfolgreich sein. Man darf auch alles in Leichtigkeit annehmen, ohne anderen gegenüber ein schlechtes Gewissen haben zu müssen. Leider sind wir mittlerweile so gedankengesteuert, dass wir alles, das wir mit Leichtigkeit erreichen, in Frage stellen. Gedanken wie: „Das war doch viel zu einfach, das kann doch keinen Bestand haben", sind an der Tagesordnung. Im Gegenteil. Die Ziele, die wir mit Leichtigkeit erreichen, sind oft die nachhaltigsten. Denn sie mussten nicht erkämpft, sondern durften angenommen werden.
Als Bestandteil unseres Lebensplans sind es genau die Ziele, die wir für unsere Entwicklung erreichen mussten.
Wir dürfen uns über die Leichtigkeit des Seins freuen.

Affirmationen

Ich lasse alle Altlasten und Lasten, die ein Leben in Leichtigkeit verhindern, los.
Alles, was ich will, erschaffe ich mit Leichtigkeit.
Der Schöpfer liebt mich und gestattet mir, mein Leben mit Leichtigkeit zu leben.
Mein Leben ist LEICHT!

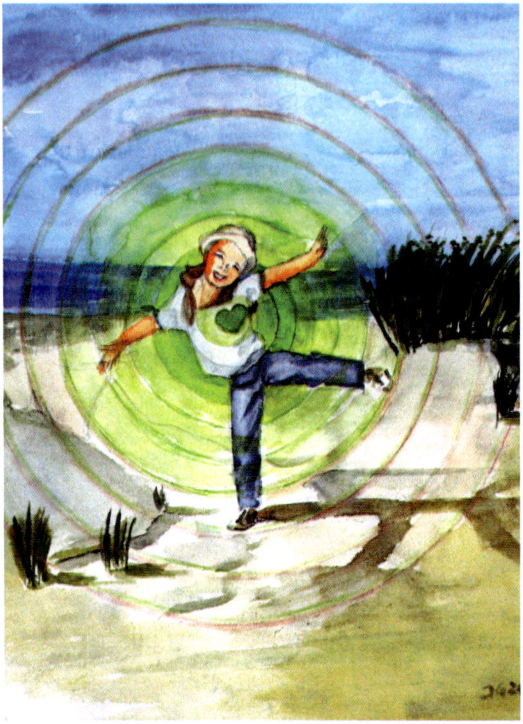

DAS INNERE KIND

Es wurde vergessen in der Hektik der Zeit,
Verweilt es in Dir, zu neuen Taten bereit!
Durch negative Emotionen in eine Ecke des Herzens gedrängt,
Mit aller Kraft es sich nun nach außen zwängt.
Es liebt es zu lachen, hat nur Unfug im Sinn.
Lass‘ es doch endlich heraus, es war schon immer in Dir drin!
Lass‘ es Dein Herz ausfüllen mit pulsierender Heiterkeit,
Spüre die Energie und sei zur unendlichen Liebe bereit!
Bedingungslose Liebe wie sie Kinder uns geben,
So fühlt sich das wahre Glück an, fang endlich an zu leben!

Lebe Dein inneres Kind!

Das innere Kind ist Sitz unserer Emotionen, unser kreativer Ideenspender und intuitiver Ratgeber. Es zeichnet sich durch positive Seiten wie Begeisterungsfähigkeit, Lebendigkeit, Neugier, Spontanität, Staunen und unter anderem durch die Fähigkeit aus, im Jetzt bzw. im Augenblick sein zu können. Das innere Kind spiegelt aber auch die Verletzungen aus unserer Kindheit wider, und das vor allem dann, wenn die oben genannten positiven Aspekte während unserer Kindheit nicht oder nicht richtig gelebt werden durften. Mangelnde Liebe, fehlende Anerkennung und Bestätigung sowie Missachtung – bis hin zu Beschimpfung in unserem Tun und Sein als Kind – führen im Erwachsenenalter häufig zu einem geringen Selbstwertgefühl und anderen psychosozialen Störungen.
Nimm Dein inneres Kind an die Hand und heile seine Wunden, indem Du Frieden mit dem schließt, was früher gewesen ist. Höre ab sofort wieder auf seine Stimme und lass Dich von seinen Ratschlägen leiten.
Das innere Kind gehört zur Dreifaltigkeit unseres Seins. Es ist wie die Seele und das wahre Selbst ein Teil unseres Wesenskerns.

Affirmationen

Ich nehme mein inneres Kind an die Hand und heile mit ihm die Wunden aus der Vergangenheit.
Ich zeige Verständnis für die Verletzungen seiner Seele, die aus Vergangenem resultieren und noch immer akut sind.
Ich trenne das energetische Band aller alten familiären und außerfamiliären Konflikte und lasse alle Verletzungen aus der Kindheit in Liebe los.
Ich achte mein inneres Kind, spüre seine Heiterkeit und Liebe und gebe diese im Hier und Jetzt an meine Mitmenschen weiter.
Ich bin mein INNERES KIND!

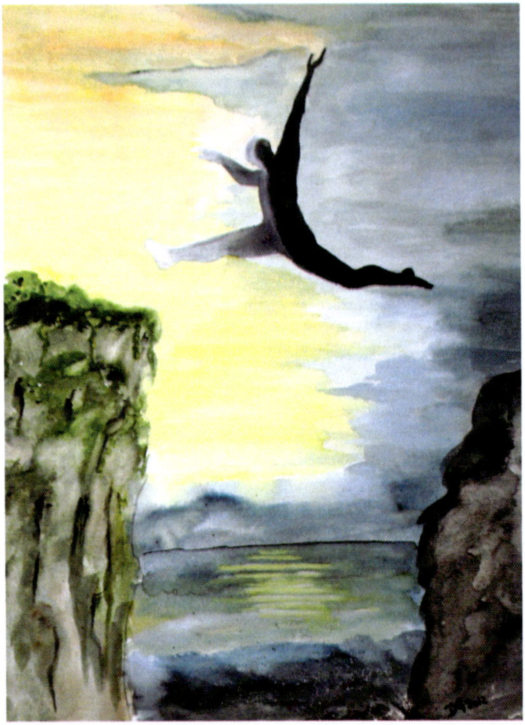

(SELBST-)VERTRAUEN

Das Leben zu bewältigen erscheint Dir mühsam und schwer,
Dass Du Dein Tun mit Wohlwollen sahst, ist sehr lange her!
Jeder Andere ist besser und erfolgreicher als Du,
Niemand nimmt Dich wahr, niemand hört Dir zu.
Du bist gefangen in täglicher Monotonie,
Bestreitest Deinen Tag mit höchstmöglicher Akribie!
Doch der Erfolg bleibt aus, das ist doch ungerecht,
Bist in Dich gekehrt, fühlst Dich müde und schlecht!
Sucht Dein Glück im Außen und Bestätigung von Andern,
Kennst nicht den Schlüssel zum Glück, lässt nie den Blick nach innen wandern!
Lerne Dich erst einmal kennen, entdecke Dich selbst,
Statt der Anerkennung nachzurennen, was Du für richtig hältst.
Vertrau' doch Deinem Inneren, Deinem wahren Kern,
Vertraue Deinem Selbst, es hat Dich unendlich gern!
Dieses Vertrauen gibt es Dir augenblicklich zurück,
Und dies ist der Schlüssel zum Erfolg und zum wahren Glück!

Vertraue Deinem wahren Selbst!

Vertrauen in die Führung des göttlichen Schöpfers ist gleichzusetzen mit dem Vertrauen in unsere innere Führung durch unser wahres Selbst. Wir müssen nur akzeptieren, dass wir ein Teil der Schöpfung sind und in uns das Licht des Schöpfers brennt.
Wer vertraut und in diesem Vertrauen Verantwortung für sich übernimmt, der kann den Schöpferfunken des Vertrauens zu einer lodernden und wegweisenden Flamme wachsen lassen. Nehmen wir zusätzlich alles um uns herum als Teil der Schöpfung und somit als Verwandtschaft unseres Selbst an, was zugegebenermaßen nicht immer einfach ist, so können wir auch das Andersartige akzeptieren und fünf auch mal gerade sein lassen. Vertrauen in unser wahres Selbst ist ein aktiver Katalysator, aus dessen Prozess die Zuversicht für alle vor uns liegenden Aufgaben erwächst.
Das (Selbst-)Vertrauen ist der vierte der fünf Katalysatoren des Glücks!

Affirmationen

Ich vertraue mir und meinem wahren Selbst in allen Belangen.
Ich wähle immer den geeignetsten Weg und spüre durch das Vertrauen in mein wahres Selbst die Gegenwart, Größe und Liebe des Schöpfers.
Ich kann mich 100%ig auf mein wahres Selbst verlassen.
Mein wahres Selbst erlaubt mir, in Harmonie mit allen Menschen und Wesenheiten zu leben!
Ich vertraue MIR!

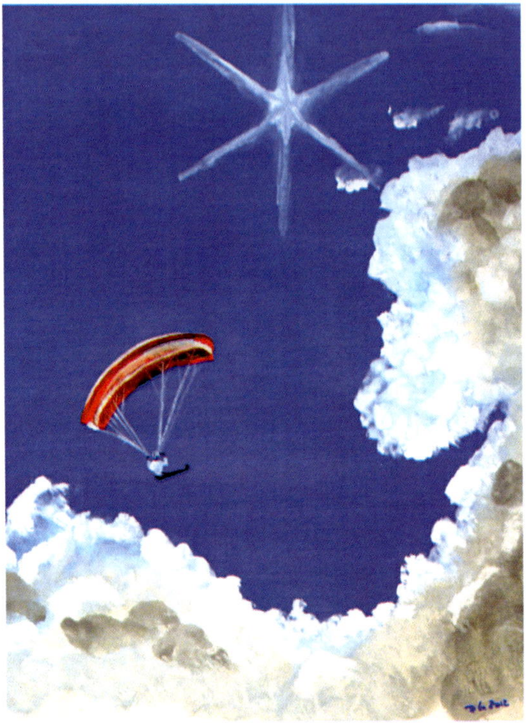

FREIHEIT

Enge in Deiner Brust und das Gefühl von Traurigkeit,
Die große Angst vor Verlust und zu Spontanem selten bereit.
Alles wird minutiös geplant, nichts dem Zufall überlassen,
Zwanghaft wird alles angemahnt,
Ungeplantes kannst Du nicht fassen.
Bist ein Gefangener Deiner Gedanken,
denn Sie bestimmen Dein Handeln,
Widrigkeiten bringen Dich ins Wanken,
kannst so nie sicher wandeln.
Siehst wie es anderen gelingt, wie einfach sie ihr Leben meistern.
Ohne dass sie etwas zwingt, können sie sich für vieles begeistern.
Auch Dir kann dies gelingen, machst Du Dich von Negativem frei,
Nur Deine Gedanken können Dich zu etwas zwingen,
mach Dich von ihnen frei.
Genieße die Freiheit, die Du konntest erringen
und genieß die groß Freude dabei!

Genieße die Freiheit!

Freiheit ist interdimensional, grenzenlos und verschafft uns die Möglichkeit, aus der Fülle der Möglichkeiten, wie unser Leben vonstatten gehen darf, auszuwählen. Sie hat per wissenschaftlicher Definition zwei Ausprägungen:

1. Die Willensfreiheit: Sie ist als Selbstbestimmung des Willens definiert. Wenn wir unser wahres Selbst lassen, so bestimmt es immer seinen Willen selbst. Fremdbeeinflussungen hören abrupt auf und wir können wieder ganz wir selbst, unser wahres Selbst sein.

2. Die Handlungsfreiheit: Sie ist als Selbstbestimmung des Handelns definiert. Sie wird generell als die Abwesenheit äußerer Zwänge und Bindungen verstanden. Hierbei kann es sich um Zwänge und Bindungen natürlicher Art, etwa in Form körperlicher Behinderung, handeln oder um Normen und Konventionen, die ihren Ursprung in unserer Gesellschaft haben. Wenn man das tun kann, wozu man sich entschlossen hat, dann liegt Handlungsfreiheit vor.

Freiheit hat meiner Meinung nach noch eine dritte Ausprägung:

3. Die Gedankenfreiheit: Kennen wir das „Geheimnis", unsere Gedanken, den Quälgeist in unserem Kopf abzustellen, so beginnt augenblicklich die Regeneration unseres Körper-Geist-Systems.

Affirmationen

Ich durchtrenne das energetische Band zu alledem, was mich behindert oder blockiert hat.
Ich bin befreit von meinen seelischen und geistigen Grenzen.
Ich genieße die Freiheit, neue Wege zu erkunden.
Ich bin FREI!

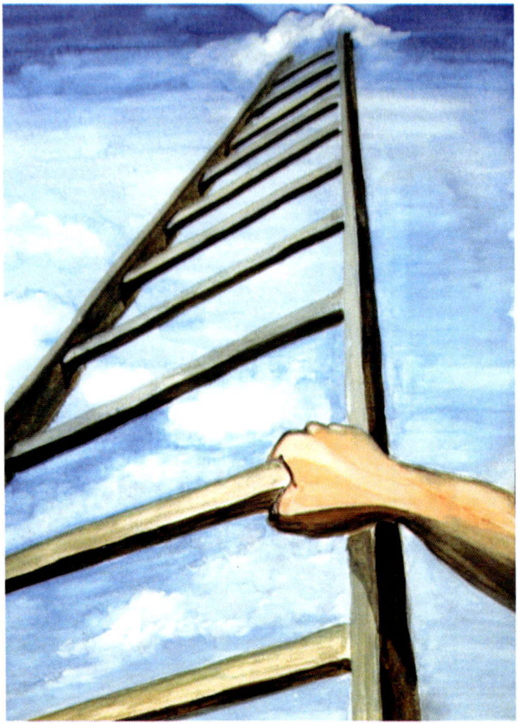

ERFOLG

Du setzt Dir Deine Ziele hoch und versuchst sie zu erreichen,
Lässt keine Stunde ungenutzt und keinen Tag verstreichen.
Du mühst Dich strebsam ohne Ruh, wie's nur der Tüchtige tut.
Du denkst beharrlich, das muss so sein und Ruhe ist nicht gut.
Bist ständig nur für andere da, für Dich gibt's keine Zeit,
Erfolg ist fern, doch wenn er kommt, denkst Du, Du bist bereit.
Doch bist Du wirklich dazu bereit, ihn vorbehaltlos anzunehmen,
Oder gehörst Du doch zur Sorte Mensch,
die sich ihres Erfolges schämen?
Erlaube Dir doch, Erfolg zu haben und lad' ihn zu Dir ein,
Nur so wirst Du mit ihm belohnt und darfst erfolgreich sein.

Sei erfolgreich!

Erreichen wir unsere selbst gesteckten Ziele, dann bezeichnet man das landläufig als Erfolg. Dabei ist es gleich, ob es sich um private, berufliche, gesundheitliche oder finanzielle Ziele handelt. Aber was ist wirklich wichtig im Leben? Welche Ziele möchte man erreichen und erlaubt man sich, diese überhaupt erreichen zu können? Die meisten Menschen erreichen ihre selbst gesteckten Ziele deswegen nie, weil sie nicht fest genug an diese glauben und sich im tiefen Inneren nicht erlauben, erfolgreich zu sein. In ihren Gedanken kreisen mehr Erfolgshinderungsgründe als der Glaube an den Erfolg. Bei einigen kreisen die Gedanken auch darüber im Kopf, was passiert, wenn das gesteckte Ziel erreicht wurde. Macht sich dann Leere im Leben breit oder verliert das Leben dann sogar seinen Sinn? Denn im tiefen Inneren wissen diese Menschen, dass das Erreichen von einigen gesteckten Zielen (Macht, Ansehen, Geld etc.) nicht unbedingt zu einem erfüllten Leben führt. Denn es sind oft ganz andere Dinge, die uns dauerhaft mit Stolz und Glück erfüllen. Mach Dich frei von negativen Gedanken!
Finde heraus, was in Deinem Leben wirklich wichtig ist und was Dich dauerhaft mit Stolz und Glück erfüllt. Untergliedere Dein gestecktes Ziel in Teilschritte und sei stolz und glücklich bei der Vollendung eines jeden Teilschrittes.

Affirmationen

Ich besitze alle Fähigkeiten, um erfolgreich zu sein!
Mein Schöpfer ist erfolgreich und ich bin ein Ebenbild meines Schöpfers!
Ich erlaube mir, erfolgreich zu sein und diesen Erfolg zu genießen.
Andere freuen sich für mich und akzeptieren meinen Erfolg!
Ich bin ERFOLG!

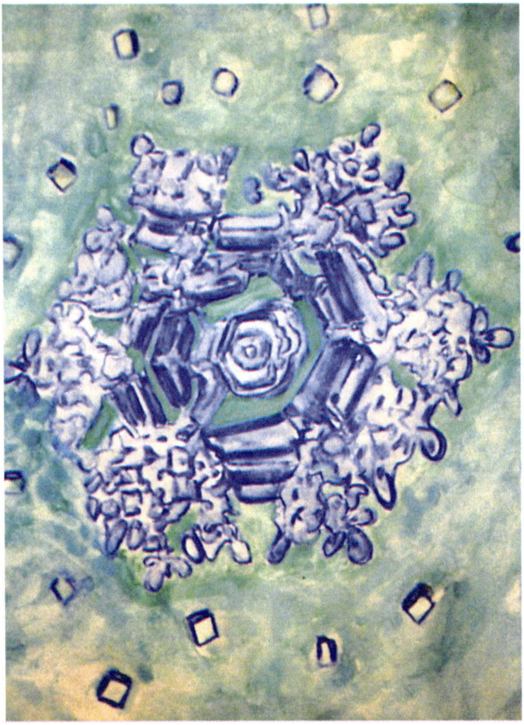

DANKBARKEIT

Aufrichtige Dankbarkeit drückt sich
durch die Energie des Herzens aus,
Sie sprüht hervor und ihr Empfänger
zieht positive Energie daraus.
Auch die Dankbarkeit an das eigene Sein
Kann der Schlüssel zu einem glücklichen Leben sein.
Alles, was wir erfuhren, lernten und je besaßen,
Bereicherte mit Dankbarkeit unser Wesen gleichermaßen.
Doch nur Worte der Dankbarkeit reichen nicht aus,
Dankbarkeit in Taten, das zeichnet uns aus.
Denn aufrichtige Dankbarkeit findet im Herzen statt,
Sie sprüht hervor bei jeder wohlwollenden Tat.

Sei dankbar!

Wasser ist ein Träger von Energie und Information!
Der japanische Wissenschaftler Dr. Masaru Emoto stellte bei seiner Arbeit mit Wasserkristallen fest, dass destilliertes Wasser, welches positiven Worten wie Liebe und Dankbarkeit ausgesetzt wird, schöne, sechseckige Kristalle bildete. Negative Worte wie Angst oder Wut führten indes zu einer uneinheitlichen, zerstörten Kristallstruktur. Da wir zu rund zwei Dritteln aus Wasser bestehen, lässt sich erahnen, welche Wirkung positive Emotionen wie Dankbarkeit auf unsere Zellstruktur haben. Mit ihrem hohen energetischen Wert beeinflussen sie unsere Zellen, u. a. durch die Harmonisierung des Zellwassers, positiv.
Mache Dich frei von negativen Emotionen und harmonisiere Deine Zellstruktur!
Empfinde und vermittle echte Dankbarkeit.

Affirmationen

Ich bin dankbar für alles, was ich erfahren, lernen und besitzen durfte.
Ich bin dankbar für jede Begegnung, die mir widerfahren ist.
Je mehr Dankbarkeit ich zeige, umso mehr empfange ich!
Ich wertschätze mit meiner Dankbarkeit die Taten Anderer!
Ich bin DANKBARKEIT!

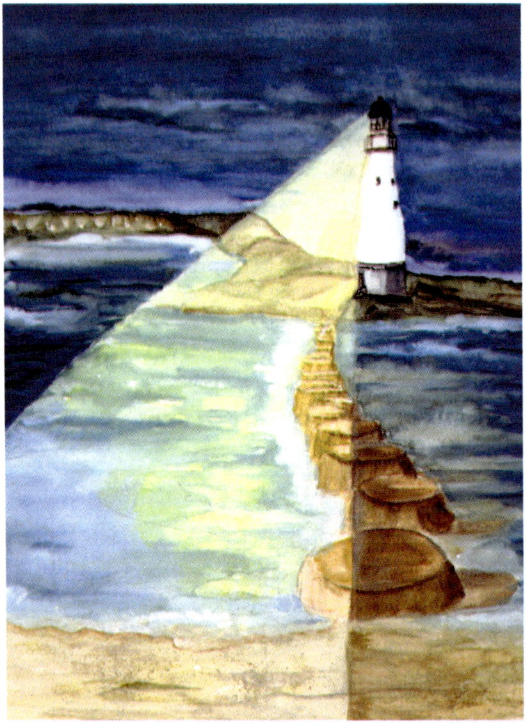

ORIENTIERUNG

Sich zurechtzufinden in Raum und Zeit,
Ist ein Teil unseres Lebensplans, sei bereit.
Bis jetzt hast Du Dich an der Masse orientiert,
Deine wahre Bestimmung so ihren Sinn verliert.
Folge Deinem Bewusstsein, finde Deine Identität.
Für ein Schwimmen gegen den Strom, ist es nie zu spät.
Hinterlasse Deine eigenen Wellen im Fluss des Lebens,
Halte durch, sonst war jede Mühe vergebens.
Irgendwann hast Du seine Quelle erreicht,
Orientierung in Raum und Zeit fällt dann besonders leicht.
Die Quelle des Flusses ist auch Quelle des Lichts,
Sie ist auch Quell der Liebe, Hoffnung, Gesundheit und Zuversicht!

Schwimme gegen den Strom zur Quelle!

Intuition und Spiritualität wurden seit Jahrtausenden aus unserem Wesen verbannt. Zu sehr hat sich die praktische Vernunft in den Vordergrund geschoben und es geht nur noch um Effizienz und Geschwindigkeit.
Wir wurden darauf konditioniert, die Bedürfnisse und Interessen anderer Menschen nachzuahmen und den Erwartungen und Wertvorstellungen anderer zu entsprechen. Statt sich am Inneren zu orientieren, also dem, was wirklich wichtig für einen ist, ist es in Mode gekommen, mit dem Strom zu schwimmen und sich an anderen zu orientieren. So finden wir aber nie zu unserem wahren Selbst. Nur wer sich an den Bedürfnissen seines wahren Selbst orientiert, erhält das Navigationssystem für eine vernünftige Lebensplanung und kann so sein Leben meistern.
Vertraue auf die Richtungsangaben Deines wahren Selbst. Es leitet Dich sicher durch die Verzweigungen des Lebens.

Affirmationen

Ich bin bereit für eine Neuausrichtung meines Lebens.
Ich orientiere mich mit Hilfe meines wahren Selbst!
Ich hinterlasse meine eigenen Wellen im Fluss des Lebens!
Ich kenne meinen WEG!

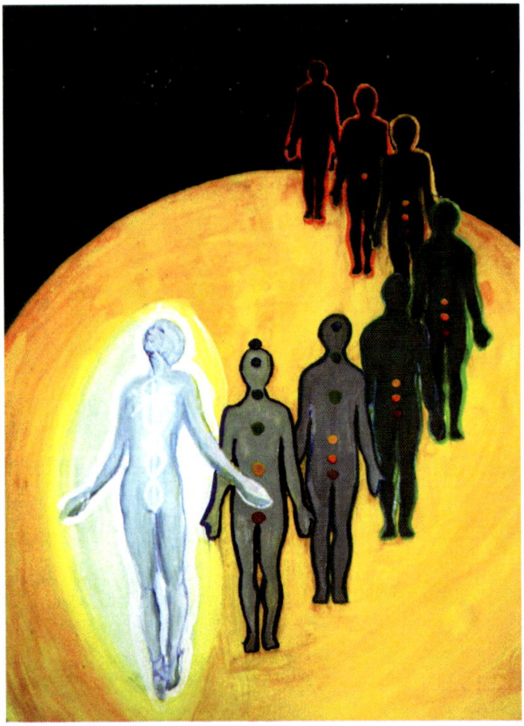

ÖFFNUNG

Verstehe und akzeptiere die Erkenntnisse der neuen Zeit,
Öffne Dein Herz und sei für das Licht bereit.
Es ist das Licht des Schöpfers und der Liebe,
Ohne es Dein wahres Selbst auf der Strecke bliebe.
Habe Mut und Vertrauen zu dieser Transformation,
Denn in der hintersten Ecke Deines Herzens weißt Du es schon.
Nur mit einer Neuausrichtung Deiner wahren Energie,
Meisterst Du alle Widrigkeiten und verzweifelst nie!
Sei zur Öffnung bereit, Du Wesen des Lichts,
Es ist eine wundervolle Zeit, die gerade anbricht.

Öffne Dein Herz!

Der Anfang ist gemacht!
Du bist ein spirituell Suchender. Sei bereit für die Urkraft der Herzenergie. Sie wird Dir eine Fülle von Antworten und einen Baukasten von heilenden Mitteln geben. Erlebe die Fülle Deines wahren Selbst und erfahre in höchster Form eine Verschmelzung mit der Energie des Schöpfers. Sei als geistig Erwachter bereit für einen Aufbruch zu neuen Ufern. Das Leben entfaltet sich eingebettet in die Energie des Schöpfers auf wundersame Weise – trotz aller Herausforderungen und Hindernisse, die sich uns in den Weg stellen. Öffne Dich für ein lichtvolles Dasein und nähre Dich aus der Quelle des Lichts.

Affirmationen

Ich öffne mein Herz für die Energie des Schöpfers und der universellen Liebe.
Ich habe Vertrauen in den Transformationsprozess der neuen Zeit.
Ich stelle mich allen Herausforderungen, die die neue Zeit mit sich bringt.
Ich öffne mich für ein BESSERES LEBEN!

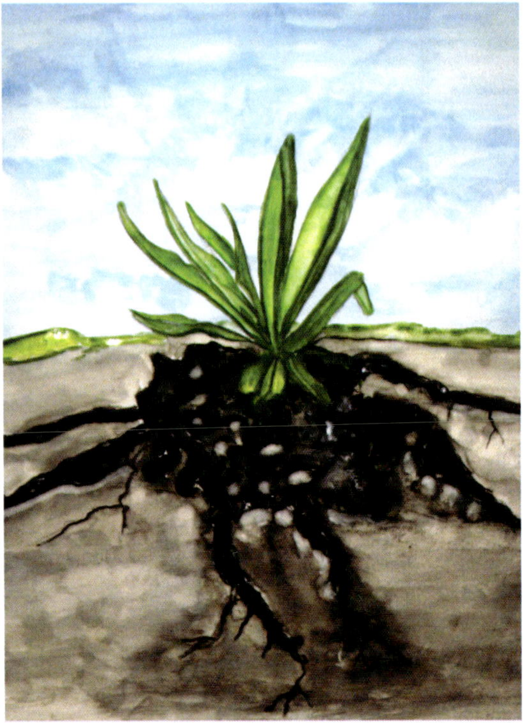

ENERGIE

Aufgeladen und voller Energie ist ein Zeichen der neuen Zeit,
Jede Zelle Deines Körpers empfindet sie
und ist zur Erneuerung bereit.
Angebunden an das Feld des Wissens,
jede Information Dir zugänglich ist
Möchtest diese Verbindung nie mehr missen,
weil Du dadurch zu allem befähigt bist.
Durch jede Zelle Deines Körpers diese Energie nun fließt,
Sie ist der Grund, dass das Pflänzchen „neues Ich" jetzt sprießt.
Lass es mit Geduld und Liebe täglich gedeihen,
So wirst Du Dich besonders lange der neuen Energie erfreuen.
Sei aber wachsam und setz sie nur zum Wohle aller ein,
So wirst Du zum Botschafter des Lichts und des Heilseins.

Nutze die universelle Lebensenergie!

Die Energie unseres Lebens, die Nullpunktenergie, ist auch unter den Bezeichnungen kosmische Energie, Tachyon-Energie, Schöpfungskraft, Chi, Prana oder göttliche Mutter bekannt. Nullpunktenergie ist auch dann noch vorhanden, wenn ein physikalischer Raum bis zum absoluten Nullpunkt (0 Kelvin) abgekühlt ist. Sie ist im gesamten Universum existent, von Materie unabhängig und besitzt keine eigene Frequenz, sondern stellt ein Mischprodukt aller existierenden Frequenzen dar.
Die Nullpunktenergie ist nicht wie andere Energien direkt nutzbar. Wir benötigen einen Resonator, der diese Energie anreichert und dann nutzbar machen kann. Unsere DNA, verfügbar in jeder unserer Zellen, ist der bekannteste Resonator. Deswegen ist es uns möglich, diese Energie zu nutzen und energetische Blockaden in unserem Körper zu beseitigen. Wir müssen uns dies nur bewusst machen und einen Weg finden, den Prozess in uns zu starten. Nimm die Energie des Lebens über Dein Herzchakra auf und leite sie an Dein Herz weiter. Lass sie von dort aus in jede Zelle Deines Körpers strömen. So werden energetische Blockaden aufgelöst und alles zur ursprünglichen Norm ins Positive transformiert.

Affirmationen

Jede Zelle meines Körpers ist mit positiver Energie gefüllt.
Ich nehme die universelle Energie durch mein Herzchakra auf und lasse sie mein ganzes Herz ausfüllen.
Die Herzenergie strömt durch jede einzelne Zelle meines Körpers und löst alle alten Verkrustungen (energetische Strukturen, Glaubessätze, Denkmuster etc.) aus ihnen heraus.
Ich bin reine ENERGIE!

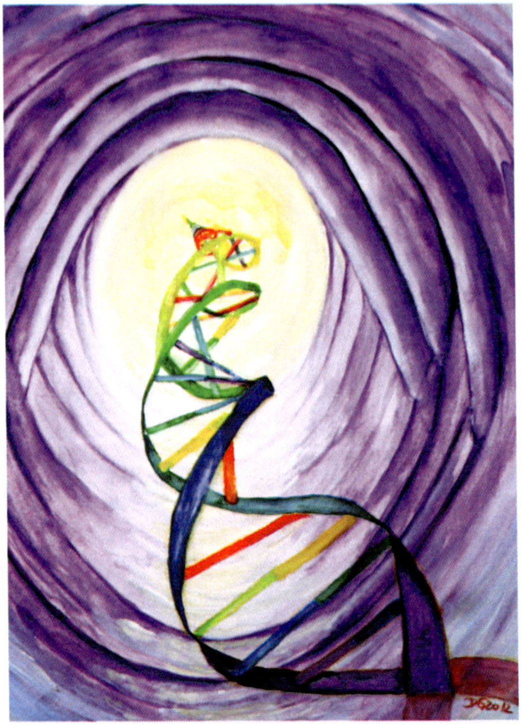

ENTWICKLUNGSWEG INS LICHT

Du begehst Dein Leben ohne Hoffnung und in Dunkelheit,
Siehst kein Licht am Ende des Tunnels und der Weg scheint so weit.
Kälte breitet sich aus, jeder Funken Freude erlischt,
Schaust ängstlich in den Spiegel und erkennst Dich dort nicht.
Zweifelst an Jedem und Allem, sogar an der Liebe,
Was gäbst Du darum, wenn Du verschont davon bliebest.
Du durschreitest schon lange das Tal Deines Lebens,
Doch eins ist gewiss, diese Qual war nicht vergebens.
Um das Licht zu erkennen, musstest Du erst erfahren,
Was Dunkelheit ist und wo lauern Gefahren.
Deine Entwicklung, Dein Weg, der zum Licht Dich führt,
Hat gerade erst begonnen, Du hast es verspürt!
Fühl' die Liebe in Dir, Deine Herzenergie,
Sie heilt alte Wunden, benutze sie und sieh',
Wie Dein Leben sich ändert vom Dunkel ins Licht,
Verspüre Hoffnung und Freude und keinen Verzicht.
Du alleine hast in der Hand, wie Dein Weg jetzt verläuft,
Sende Liebe aus und werde mit ihr überhäuft!

Verfolge den Weg zu Dir selbst!

Es gibt nur einen Weg! Es ist Dein Weg, der Weg zu Deinem wahren Selbst. Er ist wie eine Reise mit Heimweh. Eine Reise nach Hause ohne Bedingungen und Abhängigkeiten. Eine Reise in ein Zuhause, das nur darauf wartet, betreten zu werden. Auf dieser Reise dürfen wir lernen, dass wir Lichtwesen sind. Lichtwesen, die alles, was sie für ihre Entwicklung benötigen, schon in sich tragen. Wenn wir die Transformation zu unserem wahren Selbst durchlaufen, müssen wir auch lernen, unser Leben eigenverantwortlich zu gestalten. Dabei wirst Du erkennen, wer Du wirklich bist, und Deine energetischen Blockaden beginnen, sich zu lösen. Liebe, Gesundheit, Glück und Freiheit werden in Deinem Leben wieder Einzug halten, denn die Zeit der Trennung von Dir selbst ist endlich vorüber.

Affirmationen

Ich habe erkannt, dass Dunkelheit zu meinem Leben dazugehört und ich alleine Licht in mein Leben bringen kann.
Ich beschreite den Weg ins Licht voller Freude, Vertrauen und mit großer Zuversicht!
Ich bin LICHT!

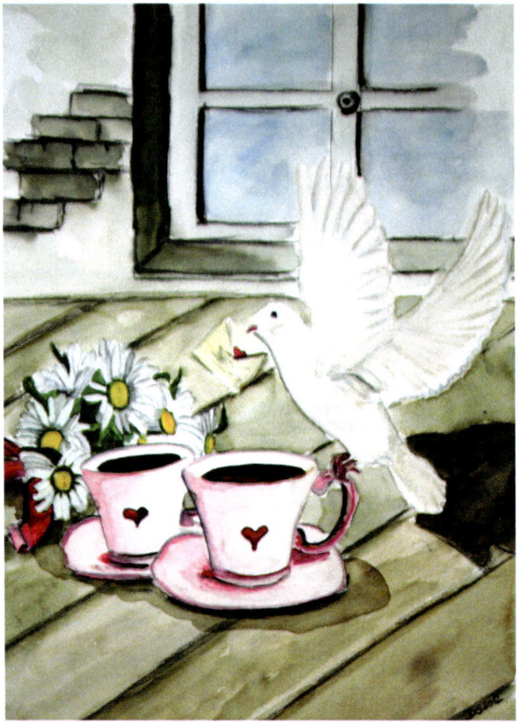

VERZEIHEN

Du hast mich verletzt, hast meinen inneren Frieden geraubt,
Du bedenkst mich mit Hass, dabei hab ich an das Gute geglaubt.
Bist wütend, missgünstig und neidisch auf mich,
Dabei hielt ich bis jetzt große Stücke auf Dich!
Jetzt steigt in mir auf, mit was Du mich bedenkst,
Wohin Dein Handeln meine Gedanken lenkt.
Nein …, ich lasse nicht zu, dass Du mich runterziehst,
Und Du mich dann in einem noch schlechteren Licht ansiehst.
Ab sofort von schlechten Gefühlen und Gedanken befreit,
Bin ich augenblicklich zum allumfassenden Verzeihen bereit.
Ich ziehe auch einen Schlussstrich unter Verletzungen vergangener Zeit
Und bin sofort von negativen Energien meiner Vorleben befreit.

Verzeihe Dir selbst und anderen!

Wie oft hast Du schon den Satz gesagt: „Das kann ich ihm/ihr niemals verzeihen." Oder auch: „Das werde ich mir niemals verzeihen können?"
Anderen zu verzeihen ist ein wichtiger Aspekt unseres Lebens. Denn verzeihen wir nicht, wird die Liste derer, die uns etwas „angetan" haben, immer länger und länger und unser seelischer Ballast immer größer und größer.
Genauso wichtig, wie anderen zu verzeihen, ist es, sich selbst zu verzeihen und die Schuld zu vergeben, die man auf sich geladen hat. Denn niemand ist frei von Schuld und manchmal wird man sogar schuldlos schuldig – etwa dann, wenn ein Fahrradfahrer unmittelbar vom Radweg auf die Fahrbahn wechselt und man nicht mehr bremsen kann.
Hass oder Wut auf andere und Schuldgefühle sind aber der „perfekte" Nährboden für Depressionen und andere Krankheiten. Verzeihen wir hingegen anderen und uns selbst, verschafft uns dies inneren Frieden und unsere Mitmenschen werden sicherlich großzügiger mit unseren eigenen Fehlern und Schwächen umgehen.

Affirmationen

Ich bin frei von negativen Gedanken.
Ich lasse alle negativen Gefühle wie Wut, Hass, Missgunst, Neid und Groll in Liebe los.
Ich verzeihe mir und anderen.
Ich ziehe einen Schlussstrich unter alte Konflikte.
Ich VERZEIHE!

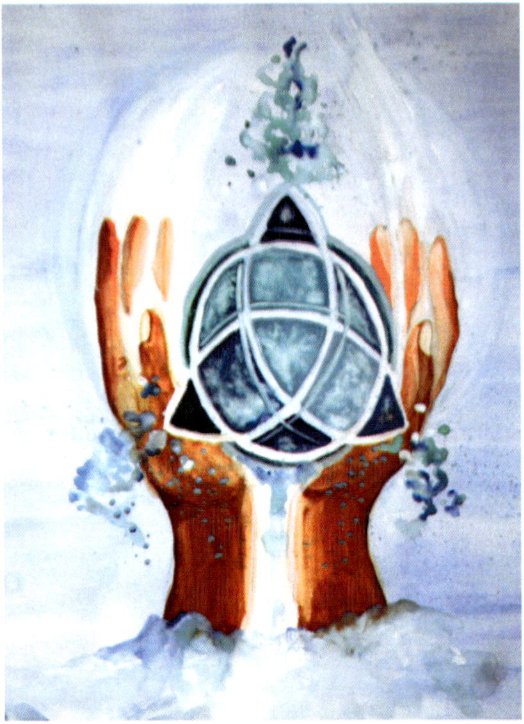

SCHÖPFERKRAFT

Ich bin der Schöpfer und bin gleichzeitig Du,
Sieh mich nur an wie ich in Dir ruh'.
Mein göttliches Sein lebt jetzt in Dir fort,
direkt um Dich herum oder an einem weit entfernten Ort.
Meine Kraft, zu erschaffen, sie ist Dir zu eigen!
Fange an sie anderen Menschen zu zeigen.
Je mehr Du sie einsetzt zum Wohle von Allen,
Werden Deine liebenden Worte nicht unerhört verhallen.
Du kannst mit ihr erschaffen, Grenzen gibt es dabei nicht,
Doch was immer Du tust, nutze das helle Licht.
Das helle Licht der alles liebenden Energie,
In Deinem reinen Herzen findest Du sie!

Sei bewusster Schöpfer Deiner eigenen Realität!

Du erschaffst mit dem reinen Bewusstsein Deines wahren Selbst Deine eigene Realität.
Du bist Schöpfungsgegenstand und Schöpfer in einem.
Dein wahres Selbst entdeckst Du, wenn Du Dich von Deinen Gedanken freimachst und erkennst, dass Du nicht Deine Gedanken bist.
Hast Du Dein wahres Selbst erst entdeckt, wirst Du auch automatisch zum Beobachter Deiner internen Prozesse.
Nutze dies, um mithilfe Deiner Herzenergie die energetischen Blockaden zu beseitigen, die Dich daran hindern, das Leben zu leben, welches Du leben willst.

Affirmationen

Alles ist entstanden durch die Kraft des Schöpfers.
Ich bin ein Abbild des Schöpfers und seine Kraft wohnt auch in mir.
Ich bin der Schöpfer meiner eigenen, positiven und gesunden Realität!
Ich bin SCHÖPFERKRAFT!

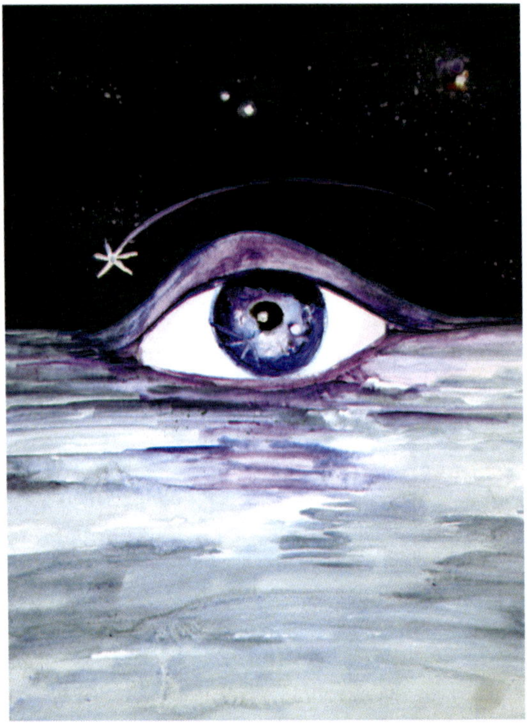

DRITTES AUGE

Meine Bestimmung ist es, zu sehen, was den anderen verborgen bleibt,
Schaue oft mit mir hin und nimm wahr, was sich Dir zeigt.
Nutze meine energetische Kraft, um die Dinge zu entdecken,
Die sich oft hinter den Nebeln von Raum und Zeit verstecken.
Manchmal bin ich bin wie der Wegweiser in Deinem Lebensplan,
Nimm das, was sich zeigt, als eine Möglichkeit von vielen an.
Sieh es auch als Hinweis, was alles geschehen kann,
Du hast die Macht, es zu verändern – trau Dich nur ran.
Das, was Du mit mir siehst, ist von Begrenzungen frei,
Vergangenheit und Zukunft spielen keine Rolle dabei.
Die Informationen zu deuten, ist gar nicht so schwer,
Nimm zur Interpretation Deine Herzenergie her!

Nutze Deine Intuition!

Im alten Indien wurde das dritte Auge auch als Auge des Herzens bezeichnet. Es dient dem Menschen als energetische Verbindung zum allumfassenden Informationsfeld des Universums und somit auch zu Weisheit und Erkenntnis.
Das dritte Auge ist das sechste der sieben Hauptchakras des Menschen. Es wird auch als Stirnchakra oder Ajna-Chakra (Ajna = wahrnehmen) bezeichnet. Menschen, die ihr drittes Auge geöffnet haben, besitzen eine starke Intuition, große Erkenntnisfähigkeit, die Fähigkeit, besonders gut zu visualisieren und nicht selten die Gabe, mit der geistigen Welt direkt in Kontakt zu treten. Nutze Du Dein drittes Auge, um Deine Fähigkeiten zu erkennen und Zugang zum großen Informationsfeld zu bekommen. Setze Dich an einem ruhigen Ort bequem hin, schließe die Augen und stelle Dir ein Dreieck vor, dessen rechte und linke Spitze jeweils das entsprechende Auge und dessen obere Spitze auf der Mitte Deiner Stirn zum Liegen kommt. Nimm eine weiße Verbindungslinie zwischen allen drei Punkten wahr und beobachte, was passiert.

Affirmationen

Ich vertraue auf das, was ich wahrnehme.
Ich nutze mein energetisches Potenzial, um Informationen zu erlangen, die meinen beiden Augen verborgen bleiben.
Ich bin von allen Begrenzungen befreit und bin bereit, die Informationen aus dem universellen Energiefeld zu empfangen.
Ich vertraue meiner Intuition.
Ich SEHE!

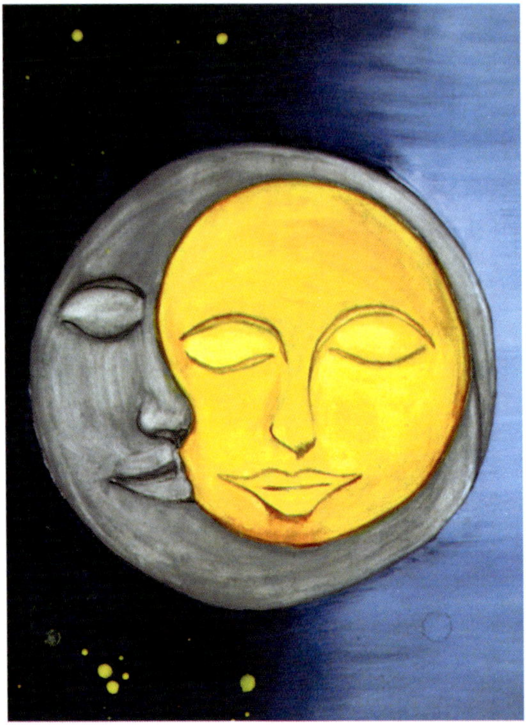

AKZEPTANZ

Lass andere so sein, wie es ihre Aufgabe ist,
Ohne dass Du im Beurteilen so verbissen bist.
Auch wenn es Dich ärgert und Du Fehler erkennst,
Ist Schweigen oft besser, als dass Du den Fehler benennst!
Verurteile nicht ihre Taten und die Seelen, die sie begleiten,
Sie befinden sich auf einem Weg, einem steinigen und weiten.
Ihr Weg ins Licht ist durch vieles gestört.
Sie haben noch nicht von folgender Erkenntnis gehört:
Je weniger man zu erreichen versucht.
Umso schneller ist ein Ticket für den Weg ins Licht gebucht.
Hast Du dieses erkannt und handelst danach,
Sieht man auch Dir Deine Fehler und Schwächen nach.

Akzeptiere die Andersartigkeit!

Akzeptanz ist die Bereitschaft, etwas anzunehmen, auch wenn es Dir persönlich nicht gefällt. Das Andersartige zu akzeptieren ist zugegebenermaßen nicht immer leicht und manchmal kostet es sogar ein wenig Überwindung.
Akzeptanz beruht auf Freiwilligkeit und Du musst im Inneren Deines Herzens diesen aktiven Prozess wollen. Bedenke immer, dass wir alle im Grunde genommen dieselben Bedürfnisse haben. Sie können jedoch von Mensch zu Mensch unterschiedliche Ausprägungen haben.
In philosophischer Hinsicht wird „Akzeptanz" als die Annahme von Bedeutungsinhalten bzw. Handlungsstrukturen verstanden, die jeder Einzelne für sich selbst als richtig und relevant annimmt. In spiritueller Hinsicht ist Akzeptanz eine der schwierigsten Übungen. Allerdings bildet sie die Grundlage für jeden weiteren spirituellen Fortschritt!
Niemand sollte ungefragt versuchen, den Weg eines anderen zu korrigieren! Beachte immer, dass jeder dem Lebensplan folgt, der für ihn vorgesehen ist.
Weiterhin wichtig ist es, seinen Mitmenschen mit Gleichmut, in den buddhistischen Pali-Schriften "Upekkha" genannt, zu begegnen. Gleichmut ist eine von Buddha besonders hoch angesehene Eigenschaft. Gleichmut ist jedoch keinesfalls mit Gleichgültigkeit zu verwechseln. Als Gleichmut wird ein ausgeglichener Gemütszustand oder auch die Gelassenheit bezeichnet.

Affirmationen

Ich begegne allen Menschen mit Gleichmut und Akzeptanz, auch wenn sie nicht meinem „Ideal" entsprechen.
Ich lasse in meinem Leben Raum für Andersartigkeit!
Ich akzeptiere auch Menschen mit einer dunklen Ausrichtung, denn ihr Weg ins Licht führt erst durch die Dunkelheit.
Ich bin AKZEPTANZ!

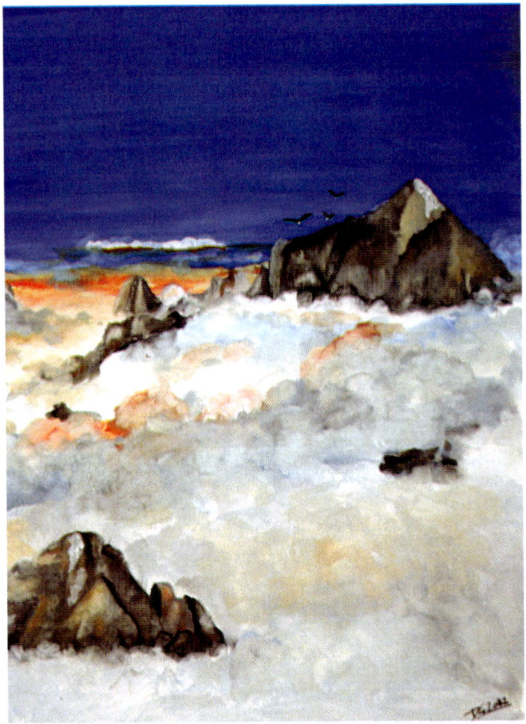

GRENZENLOSIGKEIT

Du bist bereit, wirf Deine Begrenzungen ab,
Und bringe so Dein Leben auf Trab.
Überschreite die Grenzen, die Du auferlegt bekamst,
Als Du Verantwortung für Dein Leben übernahmst.
Lege Dein rationales Denken ab und sei bereit,
für ein Leben in Fülle und Grenzenlosigkeit.
Es gelingt Dir ganz leicht, vertraue dem, was Du spürst.
Es ist der Schöpfer, der Dich so durch die Zweifel führt.
Er gibt Dir Geleit, was immer Du tust,
Es ist wichtig, dass Du dabei in Deiner Mitte ruhst!

Breche aus den Begrenzungen Deines Lebens aus!

Seit Jahrtausenden leben wir in den eng gesteckten Grenzen, die uns von denen vorgegeben wurden, die spirituell weit entwickelt sind. Diese Grenzen sind dafür da, uns zu unterdrücken und zu kontrollieren. Sie dienen auch dazu, dass wir es nicht schaffen bzw. gar nicht erst auf die Idee kommen, unser energetisches Potenzial zu entfalten.
Nach dem heutigen Stand der Wissenschaft sollen 95 % bzw. 3,135 Milliarden Bausteine unserer DNA sprichwörtlicher Schrott sein. Junk-DNA, so der englische Begriff, soll unnützer Ballast sein, den wir seit Jahrmillionen in unserem Erbgut herumschleppen. Es gibt kein weiteres Beispiel, bei dem Mutter Natur so verschwenderisch war. Und ausgerechnet beim Menschen, dem höchstentwickelten Lebewesen auf Erden, soll das so sein? Nein, dem ist nicht so. Unsere DNA ist der Resonator für die Nullpunktenergie und alle Informationen des Universums. Wirf Deine Begrenzungen ab und nimm mit der DNA jeder Zelle Deines Körpers die Energie und die Informationen des Universums auf. Mit ihnen kannst Du Deinem Leben die Richtung geben, die Du Dir wünschst.

Affirmationen

Ich vertraue meiner inneren Führung und glaube an die Grenzenlosigkeit meines Seins.
Ich glaube an mich und meine innere Kraft und erreiche meine Ziele mühelos!
Raum und Zeit existieren nicht, so dass es mir möglich ist, grenzenlose Freude zu empfangen.
Ich bin GRENZENLOS!

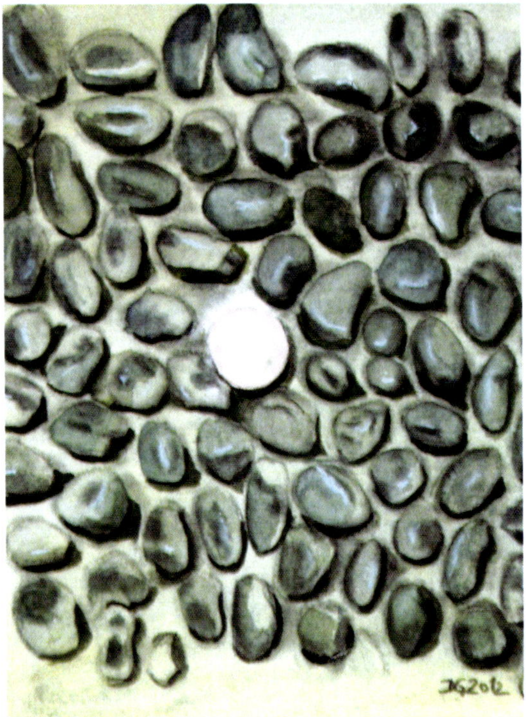

REBELLION

Du wirst belächelt für Deine Taten,
Von denen, die jeher was anderes vertraten.
Es passt nicht zu Dir, höre auf damit,
Solche Aussagen hörst Du auf Schritt und Tritt.
Du bist verunsichert und zweifelst an mir,
Doch spürst Du mich als neue Energie in Dir.
Du fühlst Dich als Rebell und als Außenseiter,
Doch nur ich, Dein wahres Selbst, bringe Dich wirklich weiter.
Viele Menschen haben sich selbst noch nicht gespürt.
Das ist der Hauptgrund, woher ihre Ablehnung rührt.
Sie werden noch beherrscht von ihren Gedanken,
Und Dein Tun bringt gerade Ihr Weltbild ins Wanken.
Es wird noch dauern, bis sie sich selbst entdecken,
Dies ist jedoch kein Grund mich in Dir zu verstecken.
Stehe zu mir, zu Deinem wahren Selbst,
Nur so Du die Antworten auf Deine Fragen erhältst.
Denn ich bin verbunden mit jeglicher Information
Und das ist der größte Gewinn dieser Rebellion!

Ich darf gegen geistige Begrenzungen rebellieren!

Dein Umfeld macht es Dir nicht leicht. Du wirst wegen Deiner Ansichten zu Gott, dem Schöpfer, Esoterik, alternativer Medizin und Spiritualität im Allgemeinen müde belächelt bis offen angegangen, oder man legt Dir sogar beruflich Steine in den Weg. Du fängst selber an, zu zweifeln, obwohl Du im Innersten weißt, dass alles, was Du tust, seine Berechtigung hat und richtig ist. Nicht Du bist verblendet, sondern diejenigen, die es Dir vorwerfen. Hege deswegen keinen Groll, kritisiere und verurteile sie nicht. Sie wissen es nicht besser oder haben Angst vor der Erkenntnis. Außerdem bringt Dich Deine Kritik durch ihre negative Energie aus Deiner Mitte. Du musst aber in Deiner Mitte sein, um Deine Rebellion durchführen zu können. Rebelliere weiter gegen die geistige Begrenzung des Systems und denke immer daran, dass man auch in schwierigen Zeiten zu seinen Idealen stehen und diese offen vertreten sollte.

Affirmationen

Meine Ansichten und Denkweisen sind die eines Rebellen, der aus den Zwängen der Menschheit ausbricht.
Ich darf an die neue Zeit und den Strukturwandel glauben.
Ich darf alte Glaubenssysteme ablehnen und mich auf den Weg zu neuen Ufern machen!
Jede Information, die ich für meine Entwicklung benötige, steht mir zur Verfügung.
Ich bin ein REBELL!

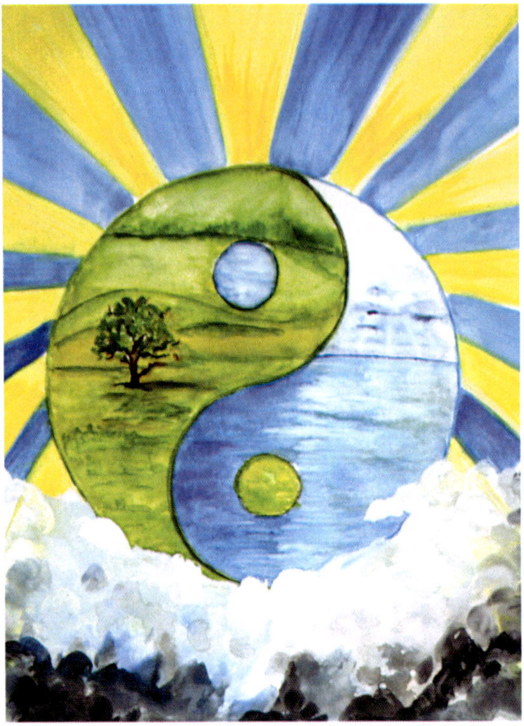

FREMDENERGIE

Belastungen von fremden Wesen,
Oder ist es eine alte Energie gewesen?
Belasten Körper, Seele und Geist,
Was mich aus meiner goldenen Mitte reißt.
Dies zu erkennen, ermöglicht mir
ein wundervolles Leben im Jetzt und Hier.
Ich durchtrenne alte Bänder, die zu meiner Seele führen,
Bereise energetisch entfernte Länder,
kann nun endlich das Positive spüren.
Entdecke die Stärke meiner ureigenen Energie,
Wie ich strahle, mich liebe, sieh!

Fremdenergien stellen eine energetische Störung dar!

Fremdenergien sind Energien und Wesenheiten, die unser Körper-Geist-System belasten. Teilweise überlagern sie unsere eigentliche Ursprungsenergie oder nutzen sie, um sich selbst zu stärken. So kann es sich bei diesen fremden Energien bspw. um Seelen oder Seelenanteile handeln, die den Weg ins Licht noch nicht gefunden haben. Diese „heften" sich dann an einen „Wirt" an, von dem sie denken, dass er ihnen einen einfacheren Weg ins Licht weist. Ein weiterer Aspekt ist der der Resonanz. Durch unsere negativen Emotionen und Gedanken fühlen sich ähnliche Energien von anderen Menschen eingeladen und heften sich ebenfalls schnell an unser System an. Dies bspw. verstärkt dann unsere eigenen negativen Emotionen oder Verhaltensmuster und wir wissen gar nicht, warum wir auf einmal so körperlich und geistig belastet sind.

Affirmationen

Ich trete aus allen Energien aus, die nicht zu mir gehören.
Ich bin wieder ganz bei mir und in meiner ureigenen Energie.
Ich gebe jede Energie, die nicht zu mir gehört, frei und bitte diese, meinen Willen zu akzeptieren und sich sofort und vollständig aus meinem Körper-Geist-System zu entfernen.
Ich darf alte Energie aus früheren Leben loslassen und durchtrenne alle energetischen Bänder, die mich belasten!
Ich bin wieder ICH!

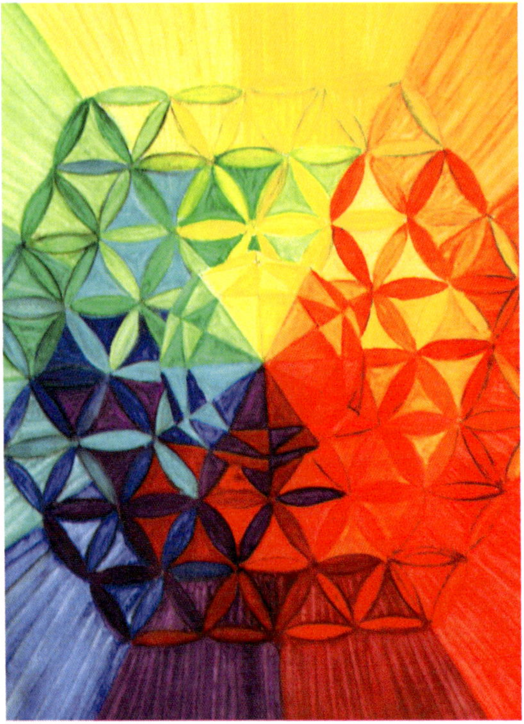

SCHÖPFERSTRAHLEN

Sonnenwinde tragen sie zu uns hinab,
In meinem Herz einen besonderen Platz ich für sie hab'!
Sie durchdringen Raum und Zeit,
Machen mich zum Erkenntnissprung bereit!
Nichts scheint wie es ist, das merke ich genau,
Darauf ich mein neues Wesen bau.
Die Erkenntnis wird groß, die Resultate unfassbar,
Wie schaff ich das bloß, nichts passt mehr ins Raster.
Ich vertraue den Strahlen, die der Schöpfer uns sendet,
Dunkelheit in ihnen als Freudenfeuer endet.

Der Wirkungsverstärker der 33 Heil- und Transformationssequenzen.

Ein wichtiger Bestandteil der kosmischen Energie sind die 12 Schöpferstrahlen. Jeder dieser Strahlen hat seine eigene Schwingung und bedient einen der 12 Stränge unserer DNA. Jeder hat seine eigene Farbe und die Elohim, die Engel der Schöpfung, haben sich je einem Strahl und dem ihm eigenen Thema verschrieben. Durch die Aktivierung Deiner Herzenergie kannst Du die Schöpferstrahlen zu Dir einladen, um so festgefahrene Verhaltensweisen und feinstoffliche Blockaden in Verbindung mit den 33 Heil- und Transformationskarten noch schneller ins Positive zu transformieren. Hierbei kommt wieder unsere DNA ins Spiel. Sie ist der Resonator, der die jeweilige Energie/Schwingung der Schöpferstrahlen nutzbar macht.
Denn die Energien der 12 Schöpferstrahlen sind allgegenwärtig. Nutze sie, wenn Du das Gefühl hast, zusätzliche Hilfe zu brauchen oder sie als Erstes identifiziert/gezogen hast.
Diese Sequenz ist ein Wirkungsverstärker. Diese kannst Du bei Bedarf ergänzend zu dem Thema benutzen, welches Du als momentan zu lösendes identifiziert hast. Schreibe auch diese Affirmationen ab (bitte auf ein extra Blatt Papier). Führe dieses Blatt mit Dir mit und lege es nachts ebenfalls unter Dein Kopfkissen. Bitte fertige keine Dubletten an, um es Dir einfacher zu machen. Nutze immer die gleichen Blätter mit Affirmationen.

Affirmationen

Ich nehme die Schöpferstrahlen mit Hilfe meiner Herzenergie auf!
Ich bringe die 12 Schöpferstrahlen in Resonanz mit den 12 Strängen meiner DNA.
Ich bin ein Mitglied der Lichtfamilie!
ICH STRAHLE!

XXVI. ÜBER DEN AUTOR

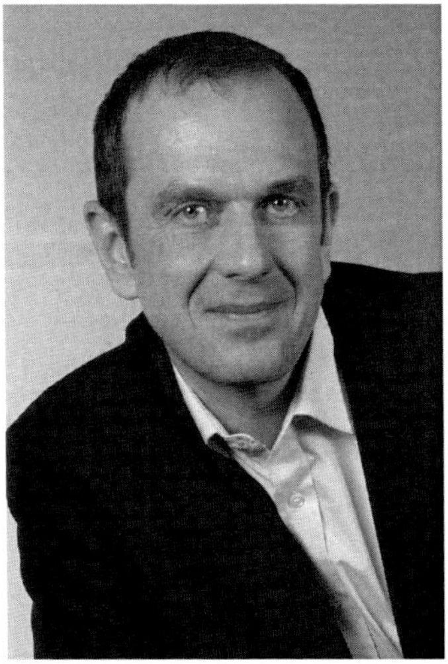

Verschiedene Bereiche zu erforschen, neue Erkenntnisse daraus zu entwickeln und diese dann zu lehren, gehört zu den schönsten Herausforderungen seines Lebens. Durch seine beiden Unternehmen – die InConTra® und die Quantum Purification® GmbH – ist Ralf Risch sowohl im rationalen IT-Sektor als auch im komplementärmedizinischen Sektor „geistiger Heilweisen" zu Hause.
Die scheinbare Gegensätzlichkeit beider Zweige stellt für ihn die größte Ergänzung dar, die man sich vorstellen kann. Auf der einen Seite ist da seine fast 20-jährige Trainertätigkeit (unter anderem für den weltweit größten Prozessorhersteller), als Verkaufstrainer, Moderator auf Messen und Events (CeBit, Gamescom etc.) sowie IT-Trainer und Lehrbeauftragter an der IHK für München und Oberbayern. Auf der anderen Seite lässt ihn seine Berufung im Bereich mentaler und spiritueller Persönlichkeitsentwicklung extrem spannende, heilsame und niemals für möglich gehaltene Erkenntnisse machen und lehren.
Beides zusammen ergibt für ihn die Ganzheitlichkeit, die die Personalentwicklung von morgen ausmacht. Ralf Risch ist Jahrgang 1966, lebt in Kirchheim bei München, ist verheiratet mit seiner wunderbaren Frau Monika und Vater von zwei wundervollen Kindern Isabella und Julian.

Seine größte Vision ist es, dass das Quantum Purification®-System (QPS) für viele Menschen der „Werkzeugkasten“ für ein ausgeglichenes und erfolgreiches Leben wird. Aus diesem Grund verwendet er das Quantum Purification®-System auch in seinen Business-Entspannungs- und Verkaufsseminaren in Kombination mit modernster Technik.

Literaturliste

[1] Deepak Chopra (1989). Quantum Healing: Exploring the Frontiers of Mind/Body Medicine.

[2] VERORDNUNG (EU) Nr. 1129/2011 DER KOMMISSION vom 11. November 2011 zur Änderung des Anhangs II der Verordnung (EG) Nr. 1333/2008 des Europäischen Parlaments und des Rates im Hinblick auf eine Liste der Lebensmittelzusatzstoffe der Europäischen Union (PDF, 3,6 MB, heruntergeladen am 16. Februar 2012) und die Zusatzstoff-Zulassungsverordnung Bundesministerium der Justiz.

[3] Hermanussen, Michael und Gonder, Ulrike: Der Gefräßig-Macher. Wie uns Glutamat zu Kopfe steigt und warum wir immer dicker werden. Stuttgart 2008.

Emsley, John; Fell, Peter: Wenn Essen krank macht. Kapitel 1: Mononatriumglutamat, 2000.

Bellisle F.: Glutamate and the UMAMI taste: sensory, metabolic, nutritional and behavioural. Considerations A review of the literature published in the last 10 years. Neuroscience and Biobehavioural, Reviews 1999/23/S.423-438.

[4] Natur + Kosmos, Ausgabe August 2004 & Grimm, Ernährungslüge S. 154 & © wissenschaft.de, 05.01.2004 – Gesundheit, Biophotonen: Forscher wollen mit Licht die Qualität und Frische von Lebensmitteln messen (von Susanne Donner).

[5] Das Nullpunkt-Feld: Auf der Suche nach der kosmischen Ur-Energie von Lynne McTaggart und Gisela Kretzschmar (Taschenbuch – 8. Januar 2007) & The Living Matrix, Koha-Verlag

[6] Makao – Pure Love MaKao: Bspw. zu beziehen bei www. Pureraw.de.

[7] Angelehnt an: FOCUS-Redakteur Michael Odenwalds Antwort auf die Frage „Lässt sich aus dem Vakuum Energie gewinnen?“ Freitag, 17.08.2007, 08:15 • von FOCUS-Redakteur Michael Odenwald http://www.focus.de/wissen/weltraum/odenwalds_universum/odenwalds-universum_aid_68788.html.

[8] Decoding the Human Body-Field: The New Science of Information as Medicine von Peter H. Fraser, Harry Massey und Joan Parisi Wilcox von Healing Arts Home (Taschenbuch – 21. April 2008) – Englisch.

[9] Descartes' Irrtum: Fühlen, Denken und das menschliche Gehirn von Antonio R. Damasio (Taschenbuch – 1. Juni 2004).

[10] Das schöpferische Universum: Die Theorie des Morphogenetischen Feldes von Rupert Sheldrake (Taschenbuch – 1. Mai 2009).

[11] Fritz Albert Popp: Die Botschaft der Nahrung: Unsere Lebensmittel in neuer Sicht. von Fritz-Albert Popp von ZWEITAUSENDEINS (Januar 2011).

[12] Moleküle der Gefühle: Körper, Geist und Emotionen von Candace B. Pert und Hainer Kober (Taschenbuch – November 2001).

[13] Gregg Braden: „Im Einklang mit der göttlichen Matrix".

[14] Eckhart Tolle Jetzt! Die Kraft der Gegenwart, Kamphausen; Auflage: 3 2011 (1. März 2010), ISBN-10: 3899013018.

[15] Quelle: Ärzteblatt PP 5, Ausgabe Oktober 2006, Seite 455 v. Dr. Jürgen Wettig.

[16] Mudras, Yoga mit dem kleinen Finger von Gertrud Hirschi.

[17] Die Botschaft des Wassers: Sensationelle Bilder von gefrorenen Wasserkristallen von Masaru Emoto von Koha (10. Januar 2010).

[18] The HeartMath Solution: The Institute of HeartMath's Revolutionary Program for Engaging the Power of the Heart's … von Doc Childre und Howard Martin von HarperOne (3. Juli 2000).

[19] Forschungsberichte zur HerzIntelligenz®-Methode. Institute of HeartMath (1999).

[20] Dr. Frank Kinslow: VAK Verlag, Kirchzarten bei Freiburg „Quanten Heilung" (wirkt sofort – und jeder kann es lernen).

[21] Dr. Richard Bartlett: VAK Verlag, Kirchzarten bei Freiburg „Matrix Energetics" (Die Kunst der Transformation: Radikale Veränderung mit der Zwei-Punkt-Methode).

[22] Petrov, A.: Rette Dich von Arcady Petrov (November 2010).

[23] Rette die Welt in Dir: 2. Teil der Trilogie „Erschaffung der

Welt“ (Erschaffung der Welt) von Arcady Petrov (2011).

[24] Grabovoi, G.: Wiederherstellung des menschlichen Organismus von Grigori Grabovoi (August 2011). DCs:

[25] Torwege zum Jetzt: Die drei Techniken zu höherem Bewusstsein [Audiobook] [Audio CD].

[26] Intelligente Zellen: Wie Erfahrungen unsere Gene steuern von Bruce Lipton (1. August 2006).

[27] Schumann-Frequenzen, Gruppenbewusstsein und Individualität – http://fosar-bludorf.com/schumann_gruppen

[28] Verfassung der WHO http://apps.who.int/gb/bd/PDF/bd47/EN/constitution-en.pdf.

Anhang

Zahlen zur Identifikation der Heil- und Transformationssequenzen.

Bitte die Seite kopieren und die Zahlen ausschneiden.

1	**2**	**3**	**4**	**5**
6	**7**	**8**	**9**	**10**
11	**12**	**13**	**14**	**15**
16	**17**	**18**	**19**	**20**
21	**22**	**23**	**24**	**25**
26	**27**	**28**	**29**	**30**
31	**32**	**33**	**W**	

Im gleichen Verlag erschienen ...

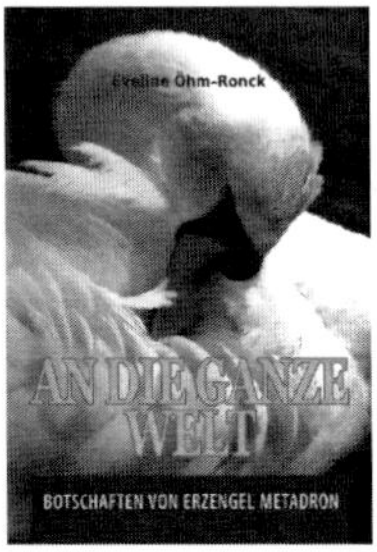

„AN DIE GANZE WELT“
Eveline Öhm–Ronck
ISBN: 978-1-938699-94-8
(Gedruckte Ausgabe)

Dieses Buch mit dem einfachen Titel: AN DIE GANZE WELT lässt uns die wundervolle, universelle Liebe erahnen, welche uns jede Sekunde unseres Daseins geschenkt wird.
Die klaren Botschaften von Erzengel Metadron, welcher gerne als Fürst unter den Erzengeln beschrieben wird, lassen uns erkennen dass wir niemals alleine unseren Weg, sei er noch so schwer, beschreiten müssen. Eine himmlische Delegation steht uns jeder Zeit zur Seite.
Dieses Buch ist an all jene gerichtet die Kraft und Trost suchen und die Leichtigkeit des Seins wieder (neu) entdecken wollen.

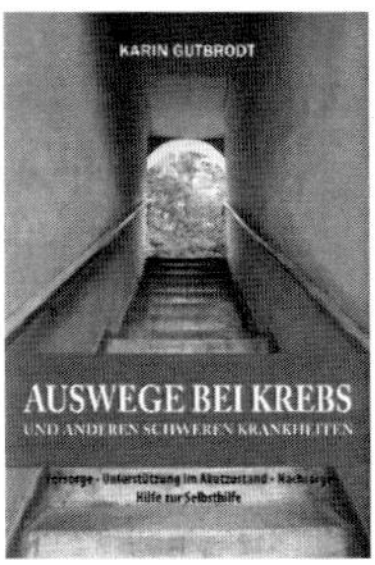

„Auswege bei Krebs und anderen schweren Krankheiten“ Karin Gutbrodt
ISBN: 978-1-627840-23-1
(Gedruckte Ausgabe)
ISBN: 978-1-627840-43-9
(EBook)

Ein Ratgeber für Patienten, die den ganzheitlichen Weg gewählt haben. Er ist eine Hilfe zur Vorsorge – im Akutfall – und zur Nachsorge nicht nur der Krankheit Krebs, sondern eigentlich aller Krankheiten und Unpäßlichkeiten.
Es werden krankheits- bzw. krebsauslösende Faktoren beschrieben und sehr viele Lösungsmöglichkeiten dafür angeboten. Nach dem ganzheitlichen Prinzip sind Lösungen auf den Ebenen: Körper – Geist – Seele möglich und wichtig. Eine Heilung ist möglich über die Wege Ernährung – Entgiftung – Energiearbeit.
Erklärt werden ganz spezielle Praktiken, die helfen, wieder gesund zu werden. Die Leser erhalten unter anderem einen kompletten Tagesablauf 1. für schwerkranke Krebspatienten und 2. arbeitsfähige Krebspatienten mit allen Anwendungen, speziellen Ernährungsvorschlägen und Entgiftungsmöglichkeiten, eingebunden in einem entsprechenden

Zeitgefüge. Die Autorin gibt viele Anregungen und Hilfestellungen für Patienten, die nicht nur ihr Leben, sondern auch ihr Gesundwerden selbstverantwortlich meistern wollen.

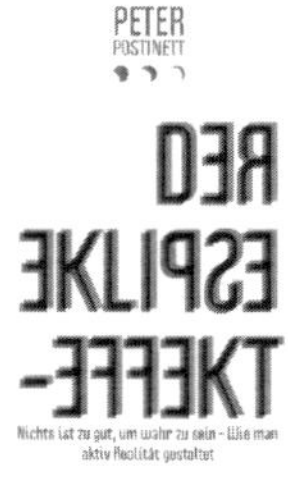

„Der Eklipse-Effekt" Peter Postinett
ISBN: 978-1-627840-61-3 (Gedruckte Ausgabe)
ISBN: 978-1-627840-62-0 (EBook)

Barrieren und Hindernisse entstehen meistens im Kopf – und da müssen diese auch wieder abgebaut werden, um erfolgreich sein zu können. Das gilt für Unternehmen ebenso wie für den privaten Bereich. Realität ist unser eigenes, subjektives Konstrukt und die meisten Hindernisse und Barrieren sind Teil dieses Konstrukts. Ändern wir unser Denken, verändern wir die Realität.
Dieses Buch zeigt, wie Realität entsteht und wie wir uns selbst in die Lage versetzen können, unsere eigene Realität bewusst und zielgerichtet zu konstruieren. Es werden verschiedene Wissenschaftszweige zum Thema Realität dargestellt und Methoden vorgestellt, mit denen sich wirksam an der eigenen Realität arbeiten lässt.

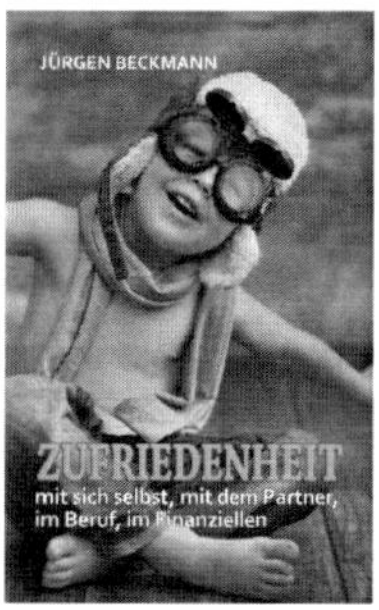

„Zufriedenheit" Jürgen Beckmann
ISBN: 978-1-938699-65-8 (Gedruckte Ausgabe)
ISBN: 978-1-938699-67-2 (EBook)

Ein Gefühl der Zufriedenheit! Kann man das lernen, einüben, erreichen? Die Antwort ist ein klares JA! In diesem Buch gehen wir der Zufriedenheit auf den Grund. Wie wird sie erzeugt? Wovon hängt sie ab? Was sollte ich tun? Wir betrachten genau, WIE Sie in den Bereichen Partnerschaft, Beruf, Finanzen und mit sich selbst konkret Zufriedenheit erreichen.
Mit dem Wissen und dem Erkennen worum es eigentlich geht, werden auch Sie deutlich zufriedener, einig mit sich selbst, ruhiger, gelassener und entspannter. Sie werden zufriedener!
Wenn das Ihr Wunsch ist, legen Sie jetzt los!